张夏菲 /编著

TUSHUO GUASHA

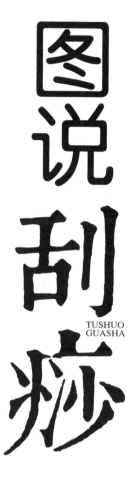

图说刮痧

TUSHUO
GUASHA

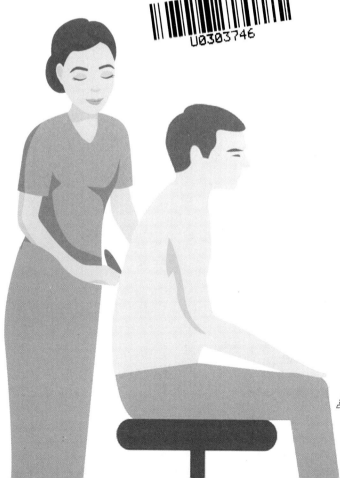

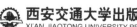
西安交通大学出版社
XI'AN JIAOTONG UNIVERSITY PRESS

图书在版编目（CIP）数据

图说刮痧 / 张夏菲编著. — 西安：西安交通大学
出版社，2021.5
ISBN 978-7-5693-0612-5

Ⅰ．①图…　Ⅱ．①张…　Ⅲ．①刮搓疗法—图解　Ⅳ．
①R244.4-64

中国版本图书馆 CIP 数据核字（2020）第 079325 号

书　　名	图说刮痧
编　　著	张夏菲
责任编辑	田　滢
责任校对	秦金霞

出版发行	西安交通大学出版社
	（西安市兴庆南路 1 号　邮政编码 710048）
网　　址	http://www.xjtupress.com
电　　话	(029)82668357 82667874（发行中心）
	(029)82668315（总编办）
传　　真	(029)82668280
印　　刷	陕西金德佳印务有限公司

开　　本	720mm×1000mm　1/16　　印张　18　　字数　232 千字
版次印次	2021 年 5 月第 1 版　　2021 年 5 月第 1 次印刷
书　　号	ISBN 978-7-5693-0612-5
定　　价	47.00 元

如发现印装质量问题，请与本社发行中心联系、调换。
订购热线：(029)82665248　　(029)82665249
投稿热线：(029)82668502

前言

随着人民生活水平的不断提高、医药卫生事业的发展，人们对防治疾病、保健延寿的要求不断提高，越来越多的人迫切需要掌握更多的保健知识，尤其想要了解各种非药物疗法的使用。

刮痧疗法历史悠久，是中医学的重要组成部分，其起源可追溯至旧石器时代，古人借助石头、木材等外物按压或摩擦体表，使某些疾病的不适症状得以缓解，是最早刮痧疗法的雏形。经过长久的发展，刮痧的内涵不断丰富，理论日趋完善，治疗范围逐渐扩大，适应病种、操作器具、介质更加多样，操作方法也趋于成熟和规范。人们应用刮板等作用于人体体表部位，通过反复刮摩，以治疗疾病，具有改善人体局部微循环、祛除邪气、疏通经络、舒筋理气、祛风散寒、清热除湿、活血化瘀、消肿止痛、增强机体免疫力等功能，作为一种非药物疗法，刮痧还有着"简、便、验、廉、效"的特点。近年来，刮痧疗法又有了新的发展，在防治疾病、延年益寿、美容瘦身等方面引起了人们越来越多的关注，刮痧疗法正在进入一个新的历史发展阶段。

本书是一本介绍刮痧疗法的科普书籍，书中系统介绍了刮痧知识和刮痧的治疗机理，全面介绍了刮痧的种类和方法。本书重点论述了多种常见疾病的刮痧治疗方法，对疾病诊疗提供了独特有效的方法。

本书适合广大热爱中医保健养生的读者阅读使用,也可作为广大中医师的案头工具书。该书内容丰富、图文并茂、通俗易懂,是广大读者的良师益友。由于我们水平有限,书中难免存在不足之处,恳请广大读者提出宝贵意见,以期再版时修改,使其日臻完善,更好地为读者服务。

张夏菲

2020 年 11 月 28 日

目录

下篇　治疗保健美容篇 121

刮痧的基础知识

一、刮痧的历史

刮痧疗法最早可追溯到旧石器时代,当时人们患病时往往会本能地用手或石片按摩、捶击体表某一部位,有时竟能使疾病获得缓解。经过长期的发展与积累,逐渐形成了砭石治病的方法。砭石是针刺术、刮痧疗法的萌芽阶段,刮痧疗法可以说是砭石疗法的延续、发展或另一种存在形式。但在随后的时间里,刮痧未能像针灸等疗法一样得以系统发展,一直被历代医家视为医道小技而未被重视。

自殷商时起,刮痧疗法就已流传于民间。唐朝时,有了用苎麻刮痧治病的明确记载,元明时期的中医书籍中则有更多有关刮痧以及痧证的记载。《医学正传》中记载:"治痧症,或先用热水蘸搭臂膊而以苎麻刮之,甚者针刺十指出血。或以香油灯照视胸背,有红点处皆烙之。"发展至清代,相关的描述更为详细。如郭志邃在《痧胀玉衡》中指出:"刮痧法,背脊颈骨上下,又胸前胁肋两肩臂痧,用铜钱蘸香油刮之。"

十七世纪至二十世纪初,刮痧疗法不仅在民间广为流传,而且开始为医学界名家所重视,在方法上不断改进和丰富。概括来说,其刮法有手指刮法、棉线刮法、木针刮法、刮舌刷子刮法、羚羊角刮法、瓷器刮法、盐刮法、铜币刮法等数十种之多。刮痧所用的润滑剂,最常使用的是油类,如普通食用油、香油等,其次是水、酒类等。

随着科学技术的发展,刮痧器具有了进一步改善,不同形状、不同质地的刮板、刮痧梳子、刮痧棒相继问世,使得刮痧工具更加适合人体各部位的需要,在手法上也更加丰富,有面刮法、角刮法、点按法、拍打法、按揉法等多种手法。刮痧疗法广泛应用于临床各科疾病的治疗,除了能够治疗头昏脑涨、胸闷欲吐的"痧证"以外,还能用于治疗内科、妇科、男科、儿科、外科、皮肤科、伤科、眼科等十一大类共四百余种病症。除此以外,刮痧疗法对于养颜美容、日常保健、消除疲劳、恢复体力、增强性功能、减肥等亦有非常不错的效果。随着刮痧疗法的普及推广,具有不同效果的刮痧润滑剂纷纷面市,使古老的刮痧疗法焕发了青春,进入了一个崭新的发展阶段。

吕季儒教授在二十世纪七八十年代,创造性地推出了"经络刮痧法",该方法的突出特点表现在:①刮痧手法改进——对不同病症选取相应补法或泻法;②工具改进——改用具有活血化瘀、清热解毒、软坚散结等特点的水牛角;③润滑剂改进——使用具有消炎镇痛、活血化瘀作用的专用刮痧剂。此外,还有专家借鉴了全息穴区的内容,将生物全息理论应用到刮痧的临床实践之中,从而总结出了通过刮拭局部器官的不同区域,达到治疗全身疾病的"全息刮痧疗法"。

二、刮痧疗法的特点

刮痧疗法是中医学的重要组成部分,既源于针灸、按摩疗法,又同时属于民间疗法,是不直接用手的按摩、点穴疗法,不用针的针灸疗法,不用拔罐器的拔罐疗法。刮痧疗法在民间长期流传,深受广大群众的欢迎,具有以下特点。

1. 简便易学，器械简易

刮痧疗法在穴位的选取上不像针灸治疗那样严格,它刮拭的部位是一个比较宽泛的区域,这就使得刮痧在临床实际中的应用变得简单起来。因此,本疗法简便易学,操作方便,入门容易,一学就会,很适合家庭使用。

刮痧疗法不需要使用高精尖的仪器设备,只需要一个刮板和适量的润滑剂就可以进行。在临床实践中可以用精心制作的专业刮痧板,如檀香木、沉香木、水牛角以及玉制刮板,如果没有刮板,也可以用其他物品,如硬币、瓷调羹、梳子等代替。如果是撮痧手法,只需用双手就可以了。润滑剂既可以用具有消炎镇痛作用的专用刮痧活血剂,也可以用凉开水、香油等介质。

2. 经济实惠，见效快，疗效好

刮痧用具价格不高,有的甚至可以自己制备,少花钱甚至不花钱就能防病、治病,特别适合在药物缺乏的地区进行推广,可以极大地减轻患者的经济负担。刮痧疗法不仅适用于慢性病,对于临床常见的急性病,如中暑、昏迷等也具有很好的疗效。

3. 治疗范围广

刮痧疗法经过数千年的发展,其适应证的范围也越来越广泛,除了能够治疗头昏脑涨、胸闷欲吐的"痧症"以外,还能用于治疗内科、妇科、男科、儿科、外科、皮肤科、伤科、眼科等的病症。除此以外,对于养颜美容、日常保健等也有非常不错的效果。

4. 诊断和治疗同时进行

刮痧疗法是以中医基础理论为指导的,传统的刮痧是数千年临床实践经验的总结,疾病的位置刮拭出痧的过程就是诊断和治疗的过程,刮拭者不需借助任何精密仪器、设备,就可以对病位、病性、病势、病程进行概略的分析和判断,根据经络和穴区的不同反应状态,不同的出"痧"的颜色、形态、部位来判断疾病的程度和疾病的位置。

5. 安全、可靠、无毒副作用

刮痧疗法是在皮肤上进行刮拭,通过经络传导、神经反射作用调节人体阴阳,使内环境达到平衡,进一步产生治疗作用的,并不是通过药物来调节人体的内环境稳态,因此,刮痧不会产生毒副作用,即使是初学者,只要不违反相关的禁忌证,也不会有毒副作用的产生。

三、刮痧疗法的作用及机制

刮痧疗法是一种借用一定的工具作用于机体体表的外治法。刮痧理论是从中医理论的整体观出发的。中医学认为,人体是一个有机的整体,五脏六腑、五官九窍、四肢百骸,任何一部分都不是孤立存在的,而是内外相通、表里相应、彼此协调、互相为用、互为制约的整体。经络系统将人体的组织器官、四肢百骸联结成一个有机的整体,并通过经气的活动,调节全身各部的功能,运行气血,协调阴阳,从而使整个机体保持协调和相对平衡。其中,皮部是经脉功能反映于体表的部位,也是经脉之气散在的部位。它位于人体的最外层,具有卫外安内的功能,能够起到对内传达命令,对外接受信息的作用。人体内在的系统发生的病理变化会通过经络系统反映到体表,可能会在脊柱两侧,也就是十二皮部分布的地方出现病理反应点(又称阳性反应点,即痧象)。刮痧作用于人体的特定部位,有选择地寻找对于某些疾病、某些症状有特殊功效的特殊反应点或腧穴,进行有目的的刺激,这种刺激产生的痧痕通过经络的传导或是神经的反射传至体内,激发并调整体内紊乱的生理功能,使阴阳达到相对的平衡状态,人体各部分之间的功能协调一致,从而进一步增强人体的抗病能力,促使疾病痊愈。

现代医学认为,刮痧疗法的实质是一种特殊的物理疗法,即刮治某些特定的部位或穴位,通过对局部或某些穴位进行一定时间、一定强度的刺激,使人体的神经末梢或感受器受到一定的刺激,通过神经传导、反射作用,进而传达到大脑皮质这一高级中枢,在大脑的整合作用下,促进大脑皮质正常功能的恢复,从而调整人体各个组织、器官的生理功能,产生治疗效应。刮痧疗法的作用由于刮治部位和手法的不同而不同。根据古今医家的经验,刮痧疗法的作用大体可以概括为以下三个方面。

(一)预防保健作用

刮痧疗法的预防保健作用包括"未病先防"和"已病防传"两个方面。刮痧疗法的作用部位是体表皮肤,而皮肤是机体暴露于外的最表浅部分,直接与外界接触,并且能对外界气候等环境因素的变化起适应与防卫作用。健康人如果经常刮痧(如取背俞穴、足三里穴等刮拭),就可以增强卫气,卫气强则护表能力强,外邪不易侵袭肌表,机体自可安康。若外邪侵袭肌表,出现恶寒、发热、鼻塞、流涕等表证的症状,及时地进行刮痧(如取肺俞、中府等),可将表邪及时祛除,以免表邪蔓延,进入五脏六腑而生大病。

1. 未病先防

未病先防是中医学防病、治病的重要原则之一,任何疾病的预防总比治疗容易得多。在中医学理论指导下的刮痧疗法也具有未病先防的功用。保健刮痧注重对机体的整体调节,主要是通过刮拭经络和腧穴来调节脏腑、疏通经络、畅达气血、平衡阴阳,从而增强机体的生理功能和愈病能力的。长期的临床实践表明,刮痧可以增强卫气的卫外功能,即机体抵御外邪的能力,中医学强调"正气存内,邪不可干",就是说,人体在正气充足时,邪气就不易或不能侵犯机体,而经常刮拭机体的某些特定部位可以起到疏通经络的作用,使经络之气得到激发,人身的生理功能得到加强,从而增强了机体抵御外邪的能力,达到未病先防的目的。

从现代医学角度来看,刮痧具有调节免疫的作用,刮痧出痧的过程是一种血管扩张渐至毛细血管破裂,血流外溢皮肤局部形成瘀斑的现象。这种类型的出血凝块(出痧)不久就会扩散,这样可以使局部组织血液循环加快,而产生自身溶血作用。自身溶血是一个缓慢的良性弱刺激过程,该方法不仅可以刺激免疫功能,使其得到调整,还可以通过传入神经作用于大脑皮质,起到调节大脑的兴奋与抑制过程和内分泌系统平衡的作用。因此,刮痧可以使机体的防御能力增强,从而起到预防和治疗疾病的作用。

在保健刮痧当中,还可以根据机体经络穴位的反应以及全身出痧的情况,发现自身的弱点和将要发生疾病的脏腑器官及潜伏的病变,从而对疾病进行超前的诊断和治疗。

2. 已病防传

中医学的防病、治病原则也体现在已病防传上。刮痧作为中医外治法的一种,也在具体的临床实践中体现了这一原则。刮痧对于潜伏在体内的病变能够起到防微杜渐、预防疾病传变的作用。刮痧疗法"已病防传"的观念主要是通过选穴、配穴体现出来的,如对于肝郁气滞的患者,在治疗的时候除了要选用对肝郁气滞有效的穴位以外,还可以酌情加用具有健脾益气功用的穴位。

现代医学认为刮痧具有信息调整作用,人体的各个脏器都有其特定的生物信息(各脏器的固有频率及生物电等)。当脏器发生病变时,有关的生物信息就会随之发生变化,而脏器的生物信息的改变可影响整个系统甚至全身的功能平衡。刮痧可以通过作用于体表的特定部位产生一定的生物信息,通过信息传递系统输入有关脏器,对失常的生物信息加以调整,从而起到调整病变脏器的作用。

(二)治疗作用

刮痧的理论依据是中医基础理论,符合中医整体与局部相结合的思想,符合辨证论治的观点,在临床上具有十分重要的应用价值。根据刮拭部位、刮治手法的不同,刮痧的治疗功效也不一样。根据古今医家的经验、现代科学理论的研究和临床的实际应用,刮痧的治疗作用大体可以归为以下几类。

1. 镇痛

刮痧可以起到镇痛作用,对头痛、神经痛、风湿痛、腹痛、胃痛等有良好的治疗作用。人体的肌肉、韧带、骨骼一旦受到损伤,就会在受损伤的局部产生瘀血,瘀血阻滞使经络气血流通不畅,"不通则痛",若瘀血不去,则疼痛不止。刮痧能起到理筋整复,纠正人体骨骼与软组织解剖部位的异常结构,把阻滞经络的病原从体表排出的作用。临床上比较常用的刮痧部位大多为气血汇聚之地,在这些部位进行一定方向的刮拭,就可以通过良性刺激的神经反射作用,促进该处的血液循环,使瘀血消散,新血得生,经络通畅,气血运行自如,达到"通则不痛"的目的。

现代医学认为,刮痧可以调节肌肉的收缩和舒张,使组织间压力得到调节。通过调节肌肉的收缩和舒张,提高局部组织的痛阈,使紧张或痉挛的肌肉得以舒展,从而消除疼痛。有研究表明,在疼痛性疾病发生时,人体内会产生一些致痛物质,如儿茶酚胺、多巴胺等,而刮痧具有消除这些致痛物质、促进内源性镇痛物质产生、缓解疼痛的作用。刮痧所达到的镇痛作用,是一般镇痛剂所不能比拟的,它具有起效快、作用持久、无成瘾性以及无肝、肾损害等优点。

2. 发汗

刮痧是通过皮肤络脉引导病邪排出体外的一种方法,通过对患者体表皮肤的刮拭,可以使皮肤出现充血现象,同时伴有毛细血管的扩张,这就意味着机体的腠理开泄,可以起到促使邪气从开泄的腠理排出的作用。同时,可以促使充斥于体表病灶、经络、穴位乃至深层组织器官的风寒、痰湿、瘀血、火热、脓毒等各种病邪从皮毛透达体外,自汗而解,从而达到"邪去正安,其病自愈"的目的。

医学研究表明,皮肤汗腺紧密,则汗出不畅,刮痧可以破坏部分细胞间隔,使机体产生组织胺或类组织胺物质,促使皮肤汗孔开泄,毛细血管扩张,血液及淋巴液循环加快,从而大大提高皮肤的渗透作用,使局部血管舒缩功能的调整反应增强,增加组织的灌注量,加快代谢产物的排泄。

3. 清热解毒

利用不同手法,如刮痧、挑痧、放痧等的刺激作用,可以使体内邪气透达体表,最终排出体外。因此,刮痧疗法可以清除体内郁热、毒邪(也就是现代医学中的细菌、病毒及外界致病因子),从而达到清热解毒的目的。现代医学研究发现,刮痧可以使局部组织的血管扩张,黏膜的渗透性增强,淋巴循环加速,细胞的吞噬作用以及排毒作用增强,使体内废物、毒素加速排出,组织细胞得到营养,从而使血液得到净化,全身的抵抗力得以增强,减轻病势,促进康复;同时使充血部位的血液能够有新陈之交替,局部血液的运行通畅,故可以消除局部的红、肿、热、痛,进一步达到清热解毒的功效。

4. 温经散寒

刮痧的作用面积广,刮治的刺激作用可以使局部产生热效应,血得热则行,通过适当的温热刺激,可以加快局部的血液运行速度,随着血液运行速度的加快,可以改善局部的新陈代谢,使机体的腠理开泄,通过皮肤感受器和经络传导给相应的内脏器官组织,产生兴奋过程,使体内的寒邪最终能够排出体外,从而达到温经散寒、通络止痛的功效。现代医学认为,刮痧疗法可以通过刮拭皮肤表面,解除局部经络气血瘀滞的状态,松解局部组织的粘连,缓解筋脉肌肉的痉挛,消除神经血管的压迫症状,改善循环,从而使寒证消除。

5. 调整排泄

刮痧不仅对于大小便不通畅有较好的治疗作用,而且对流泪、唾液不收、自汗、盗汗、遗精、脱肛、二便失禁等症状也有良好的调整作用。

现代医学发现,如果因大脑皮质控制排泄的中枢功能失调,即发生排泄不畅,代谢产物蓄积而成为有害物质,可导致中毒,或致使体温升高。刮痧疗法根据不同的病情,按排泄障碍所属脏腑,寻找有关部位给予适当的刮治刺激,能达到利尿、通便、发汗的目的。刮痧疗法对于排泄障碍也有良好的调节作用,每视其病灶所在,直接刺激与其有关的神经,进而反射到大脑,由大脑传至其组织而发生兴奋紧张作用,腺体管口的括约肌收缩能力增强,从而达到缓解排泄障碍的目的。

6. 调整各种内分泌

体内的各种内分泌失调时,刮痧可以起到一定的调整作用,纠正其太过与不足之处。例如,如用刮法、点法、按法刺激足三里,输入调整信息,可以对垂体、肾上腺髓质功能发挥良性的调节作用,从而达到提高免疫力和调整肠运动等作用。刮痧疗法对于一些内分泌失常所致的疾病,如不孕不育、月经不调、更年期综合征、精力减退等具有较好的疗效。

刮痧通过腧穴配伍和刮痧手法,有明显调整阴阳平衡的作用。阴阳学说是中医理论中的核心内容之一,人体在正常情况下,保持着阴阳相对平衡的状态,但机体在七情、六淫以及跌扑损伤等致病因素的作用下,阴阳平衡会遭到不同程度的破坏,产生各种临床症候。刮痧治疗的关键就在于根据证候的不同属性来调节阴阳的偏盛偏衰,使机体重新恢复到阴阳平衡的状态,正常的生理功能得以恢复,从而使内分泌功能恢复至正常水平。

7. 强心

在人体的正常生命活动中,心脏的作用是至关重要的。在刮痧刺激作用中,几乎每一个刺激点都具有强心作用,尤其以四肢末梢部分的刺激点作用更强,这也是刮痧在急救中被广泛应用的原因之一。另外,在大病、久病之后,体力衰弱、脉搏缓弱或细数,容易发生自汗、心悸、眩晕、气促等症状,这时可以采用轻重适当的刮治刺激直接与心脏相关的神经。如用刮法、点法、按法刺激内关,输入调整信息,可调整冠状动脉血液循环,延长左心室射血时间,使心肌收缩力增强,心输出量增加,改善冠心病患者心电图的 ST 段和 T 波,增加冠脉流量和血氧供给等。

8. 强壮

不论是现代医学中的神经、细胞,还是中医学中所提到的脏腑、五体,或为局部,或为整体,不论是因疾病而起,还是因衰老所致,其生理功能均会发生衰弱的现象,如四肢肌肉的麻痹萎缩、视力减退、听力下降、消化不良、失眠健忘、体倦神疲等。针对这些病理表现,除了要消除病因之外,还应采取强壮疗法。

刮痧的兴奋作用与药物治疗的作用不同,药物治疗是针对病因给予某些药物以祛除或缓解疾病,达到强壮作用,如缺乏维生素就给予维生素制剂,缺少某种激素就给予该激素的生物制剂等。刮痧疗法与此不同,它并不是外加一定的物质来补充人体的不足,而是通过刺激机体的一定部位,对细胞、神经和内分泌腺产生一定的刺激作用。通过刮拭,由大脑起调整作用,促使内源性物质的产生,同时通过改善代谢,减少该物质的消耗,从而改善症状。但是采用刮痧疗法治疗这类疾病也是有一定限度的,年龄较大,身体已经进入衰老期,或是因为脏器有器质性的改变,如癌肿或硬化等,刮痧所取得的治疗效果往往并不理想。

(三)美容作用

刮痧疗法除了具有保健、治疗作用以外,还具有美容作用。它可以同时作用于面部皮肤和人体的内分泌系统,从内、外两个方面调节人体。临床上,经常将刮痧疗法用于治疗黄褐斑、痤疮等疾病,同时还可以应用于日常的美容保健,减少皱纹,预防衰老。

面部刮痧可以使面部血管扩张,血流速度加快,局部组织营养增强,促进皮肤组织细胞的生长,清除面部的有害物质,从而保持面部的健康和红润细腻。还有研究表明,刮痧可以清除脱落的上皮,有利于汗腺和皮脂腺的分泌,改善皮肤营养,防止皮肤衰老等。此外,刮痧还具有调节内分泌的功能,可以有效调节雌性激素的分泌,由内而外地调节皮肤状态,从而达到使皮肤美白的目的。

四、影响刮痧效果的主要因素

影响刮痧治疗效果的因素比较多,只有对影响刮痧疗效的因素有比较全面的认识,才能更好地掌握这种治疗方法,取得理想的治疗效果。人体疾病的发生是多方面因素综合作用的结果,同样的,疾病的痊愈也是多方面因素综合作用的结果。为了提高刮痧的治疗效果和巩固疗效,除了注意选穴、补泻(这部分内容将在第二章中讲解)外,还要从以下几个方面加以考虑。

（一）选穴

在治疗前，首先应当确定疾病的病位，判断病变所处的经络脏腑，根据疾病的病因、病位、病性以及病情的标本缓急选经配穴。疾病定位是否准确、穴位配伍是否适当，是决定疗效的关键。如果不考虑这些就随意选取部位或穴位进行刮拭，不但不能有效地治疗疾病，还有可能会加速疾病的发展。取穴时应当注意体质因素的影响，根据体质的弱点有重点地刮拭相关经穴，这样可以弥补和纠正体质的弱点，使治疗更具针对性，从而获得更好的治疗效果。

选经配穴，除了要强调针对性之外，还应当注意少而精。如果病变比较复杂，可以采取"急则治其标，缓则治其本"的方法，每一次治疗解决一个关键问题，因为多部位、长时间的治疗势必会耗伤人体正气，影响疗效。

（二）刺激量

刮痧的刺激量与刮拭时的按压力及刮拭的速度、时间有着密切的关系。按压力大、刮拭速度快、作用时间长，则刮拭刺激量大，反之则刺激量小。刮痧治疗慢性病时，经络和穴区会产生一定的适应性，出现平台期，使疗效降低。这时，为了能够提高经络和穴区的敏感性，应当交替变换刮拭的部位和手法，改变对机体的整体刺激量，以取得更好的疗效。具体的做法有以下两种。

1. 不同处方交替使用

操作时，可以将治疗中需要使用的经穴或部位分成两组，交替刮摩进行治疗，或者采用左右肢体的部位和穴位交替刮摩的方法，这样就可以使每条经络和穴位的治疗间隔时间延长，有效地避免刮拭产生耐受的情况，提高临床治疗的效果。

2. 交替变换刮拭手法和方法

经过几次刮拭治疗之后，患者会有出痧减少或是不出痧的情况出现，此时，为了巩固疗效，避免损伤人体正气，可以改为以重点穴区和部位的治疗为主，对经络的整体治疗为辅，适当地减轻刮拭的按压力，重点穴位可以改用面刮法、点按法和按揉法相结合。

（三）时间因素

"天人相应"是中医学的一个基本观点，先贤们结合丰富的临床实践经验，总结出"因时制宜"的治疗法则，强调时间因素在疾病诊治中的作用。刮痧治疗作为中医外治法的一种，也必须重视时间条件的影响。近年来的实验研究也已经证明，时间条件是影响刮痧效果的一个重要因素。

人体自身有着非常精密的调节功能。中医学认为，人的脏腑、经络活动、气血盛衰状况有昼夜节律、月节律和年节律的变化。而且，科学研究也已经证明，人体内存在着许多的生理节律，如体温、消化和代谢均存在一定的生理节律。从中医学角度来看，经络气血的运行与时间也有着极为密切的联系。在针灸治疗理论中用十二经分配十二时辰的"子午流注"来指导临床的治疗。刮痧疗法是以经络学说为指导的，在临床中也需根据时间的变化，寻找疾病的发生、发展规律，尤其是在保健刮痧当中，根据不同的时间选择不同的经脉进行刮拭，有时会收到意想不到的效果。

（四）个体差异

1. 机体的功能状态

对处于不同功能状态的人，刮痧疗法的效果也是不同的。在刮痧试验研究和临床实践过程中，人们常常发现即使是使用同样的刮痧手法刺激同样的部位或穴位,由于机体处于不同的功能状态,刮痧的作用也是不同的。刮痧可以起到双向调节作用:对亢进的功能状态起抑制作用,对低下的功能状态起兴奋作用。例如,在使用平补平泻手法时,对胃肠病患者(胃痉挛、慢性胃炎、胃溃疡)进行刮痧,发现原本痉挛的胃变得弛缓,胃蠕动减慢者蠕动加快,而蠕动过快者变慢。

2.心理因素

中医学认为,人体是一个有机的整体,其生理功能、病理反应乃至治疗效应都是受精神心理因素影响的。因为心理因素对人体的生理功能有一定的影响,所以心理因素对刮痧的效应也具有一定的影响。临床上,当患者具有战胜疾病的信心和做好充分思想准备时,这种积极的精神状态就能促进刮痧的治疗作用;反之,当患者顾虑重重、悲观消沉时,就极有可能削弱刮痧的治疗效果。但是对于后者,如果在治疗之前,通过详细讲解或其他手段,消除了患者的顾虑,还是可以取得较好的治疗效果的。

对于那些对疼痛非常敏感且治疗时非常紧张的患者,可以通过让其听音乐、注视钟摆并读出节拍、在刮拭的过程中进行适度的谈话等方式来分散患者的注意力,以减轻其在治疗时的疼痛感受,并缓解紧张情绪,从而提高刮痧的治疗效果。

(五)环境因素

刮痧时环境温度一定要适宜,这样有助于提高刮痧的疗效。有研究表明,只有在适当室温下,对经络的刺激作用才会发生,如果皮下温度降到20℃以下,经气运行受到阻滞,循经感传现象就不能发生。当室温过低时,皮肤汗孔紧闭,经络反应能力下降,不易激发经气,治疗效果差。同时,要选择避风的场所进行刮痧治疗,即使夏季也不可在有过堂风的地方进行刮拭,这是因为刮拭之后,人体的皮肤腠理开泄,如果不能做到避风,则有可能导致再次感受风寒之邪,加重病情,影响治疗效果。

五、"痧"的含义及不同痧象的临床诊断意义

(一)"痧"的含义

"痧"是民间的习惯叫法,其含义有二:一是指病理反应的"痧",即所谓的"痧象";二是指刮痧刺激后反应的"痧",即所谓的"痧痕"。二者在形态、色泽上均有差异。

1. 痧象

痧象是一切疾病在体表的病理性反应,一方面是指皮肤表面出现的色红如粟的疹子。如风疹出的疹子称"风痧",猩红热出的疹子称"丹痧",叶天士在《临证指南医案》中也指出"痧者,疹之俗称,有头粒如粟",这是病理阳性反应物的一种。临床上很多疾病都会出现发痧现象,因此有"百病皆可发痧"之说。另一方面,痧象是指痧证,也叫"痧胀"和"痧气",是疾病的一种,多发生于夏秋之间,这些都不是单一的一种疾病,实际上是一种毒性综合反应的临床症状。古人认为,痧证主要是由风、湿、火之气相搏而发病。痧证的范围很广,现存中医古籍中有关痧证的记载,涉及内、外、妇、儿等各科疾病。如《痧惊合璧》一书中就介绍了四十多种与痧证相关的疾病,根据书中描述的症状分析:"角弓反张痧"类似于现代医学中的破伤风;"坠肠痧"类似于腹股沟斜疝;"产后痧"类似于产后发热;"膨胀痧"类似于腹水。此外,民间还有所谓的闷痧、冲脑痧、青筋痧、暗痧等。

2. 痧痕

刮拭皮肤后,皮肤对刮拭刺激所产生的各种反应主要是皮肤形态和色

泽的变化。常见的痧痕包括体表局部组织潮红，有紫红或紫黑色瘀斑，小点状紫红色疹子，并经常伴有不同程度的热感。皮肤的这些变化可以持续一天至数天。邪气深浅和病程长短不同，痧的颜色、形态也各不相同；出痧部位的深浅可以反映病邪的深浅；出痧的经络穴位可以帮助判断疾病的位置，进行自我诊断。健康人体内没有代谢产物潴留，毛细血管的通透性功能正常，所以，在进行刮拭之后无"痧"出现；机体发生疾病时，脏腑功能减退，代谢产物不能及时排出体外，在体内出现不同程度的潴留，形成危害机体健康、使机体内环境失调的内毒素，这些毒素使机体的毛细血管通透性异常，刮拭时造成毛细血管的破裂，可以形成黏膜、肌肤之下的充血和充血点，状如沙粒，或散在，或密集，或积聚成片，或融合成斑块，即出现"痧"。因此，出痧的过程是排出体内毒素的过程。由此可见，痧痕是渗出脉外的含有大量代谢废物的离经之血，不久即能扩散，从而产生机体的自身溶血作用，形成一种新的刺激因素。这种刺激可以使局部血液流速加快，淋巴液、组织液运行速度加快，新陈代谢旺盛，从而促进机体中的内毒素排出体外。

　　痧痕的产生不同于搓伤出血，搓伤出血属于外伤性出血，血色鲜红，血量较大；出痧之血血色紫暗。外伤出血局部伴有疼痛、血肿甚至有运动障碍；刮痧所出的痧痕出血量少，而且出血后，能够镇静止痛、消除血肿，使运动障碍得到缓解，机体运动功能可逐渐恢复正常。痧痕的产生又与痧疹不同，主要体现在痧疹出现的部位和自身形态上。痧痕对疾病的诊断、治疗以及疾病的预后判断上具有一定的临床指导意义：如果痧色鲜红，呈点状，多为表证，病情轻，病程短，预后良好；痧色暗红，呈片状或瘀块，多为里证，病情重，病程长，预后差。随着治疗的进程，痧痕的颜色由暗变红，由斑块变成散点，这说明病情正在好转，治疗已经收效。

（二）不同痧象、痧痕的临床诊断意义

刮痧除了对临床疾病具有治疗意义以外，还对疾病具有诊断意义。这是因为经络腧穴与人体的脏腑之间有十分密切的联系，所以内脏以及各个器官组织若发生病变，其相应的经脉循行线上在刮拭的时候就会有痧痕出现，并且还会出现疼痛敏感、结节等阳性反应物。通过观察痧痕的颜色、形态变化，阳性反应物的形态、大小、软硬程度以及疼痛区的敏感程度，就可以较早地对疾病的病位、病因、病性、病程进行宏观的、概略的分析和判断。刮痧的过程既是诊断的过程，又是治疗的过程。刮痧治疗具有诊断、治疗、预防三效合一的优势。

1. 判断病位

根据经络的循行分布与脏腑经络病理状态的直接关系，就可以根据出痧和阳性反应物的部位来判断病位。如根据背部膀胱经心俞和上肢心经的出痧和阳性反应，即可判断出疾病在心经或是心脏；某脏腑的体表投影区的痧和阳性反应物即反映该脏腑的病变。在这里需要说明的是，根据出痧的部位和阳性反应物的部位进行诊断要以第一次刮出的痧和出现的阳性反应物为依据最为准确。

另外，属于缺血性微循环障碍的疾病在中医的辨证中多属于虚证，因其气血不足，故在临床实践中往往不出痧或出痧较少，在这种情况下，对阳性反应物的形态、大小、深浅和敏感区疼痛性质的观察就显得十分重要。例如：背部膀胱经心俞穴处有结节，说明心肌缺氧，气滞血瘀的时间比较长。再如，刮拭背部大椎、肺俞等穴位的时候，如果出痧很快，而且痧色浅而红，再根据其他诊法，如问诊远期无病而近期感冒，就可以考虑风寒束肺，但如果近期并无外感疾病，就应当考虑慢性肺部疾患；如刮拭见效，不刮马上反复的就应当考虑是肺气肿等。

2. 确定病因和病性

痧的色泽、形态、数量与人的体质和病性具有十分密切的关系。寒邪所致的病症、陈旧性的病症大多出痧颜色晦暗,而热邪所致的病症、急性的病症大多出痧颜色鲜明。同样的疾病,如果出痧较多,那么该病在辨证中大多属实热证、血瘀证、痰湿证;如果出痧较少,那么辨证大多属于气血不足的虚证。

有时候痧的形态也可以反映病变的形态。如乳腺增生患者,背部乳腺的对应区出现的痧的形态即提示乳腺增生的形态:均匀分布的痧提示乳腺弥漫性增生,条索或包块样痧痕提示乳腺为条索状或结节状增生。如果刮痧后马上出痧,但表现为大片的血斑,应当立即停刮,考虑是否为血小板低下或者是其他血液病。如果关节附近经过刮痧拍打之后出现痧粒,考虑为关节病变;如果痧粒大且紫黑,说明关节病变严重,或者是比较严重的骨质增生,病情比较严重。

3. 判断病势和疗效

出痧及阳性反应区的变化与疾病的发展势头、治疗效果之间也有一定的关系。通过观察每次治疗后的出痧情况和阳性反应区的变化就可以了解病情的轻重、病势的进退。一般的规律是这样的:病情比较轻、病程比较短、体内毒素比较少的患者,出痧的部位相对比较表浅,痧色比较鲜红,痧粒的分布比较分散,而阳性反应结节也具有部位表浅、体积小、质地比较柔软、阳性敏感区的疼痛较轻的特点。相反,病情比较重、病程比较长、体内毒素多的患者,出痧的部位就比较深,痧色比较紫暗,痧粒的分布也比较密集,阳性反应结节具有部位深、体积大、质地比较坚硬的特点,而且阳性敏感区的疼痛比较重。病情越重,病程越长,则痧色越重,痧粒分布越密集,痧所处的部位越深,结节所处的部位亦越深、越大、越坚硬,敏感区的疼痛也越剧烈。如果在治疗之后,患者的出痧由多变少,由密集转为稀疏,颜色由深变浅,阳性反应物的结节由大变小,质地由坚硬转为柔软,疼痛由重变轻,就说明治疗是有效的,疾病正在向着好转的方向发展。气血不足的虚证,刮拭之后,出痧由少变多,说明机体的气血正转向充盛,也可以认为疾病在向好转的方向发展。如果在刮拭之后,出痧反而较从前有所增加,而病情却没有减轻,应当考虑实证、顽固性疾病或病情是否处在邪气偏盛或进展的阶段。值得注意的是,服药过多、肥胖、肌肉发达、气血不足的患者均不易出痧,对这类患者不能根据出痧的多少来判断疗效。

总之,病重则痧重,病轻则痧轻;实证则痧重,虚证则痧轻;病重则出痧周期长,病轻则出痧周期短;痧色重紫,病重病久;痧色鲜红较浅,说明病轻、病程短。脏腑对应区经脉皮部出痧一般反映本脏腑的病变。

第一节　刮痧疗法的种类和刮拭手法

刮痧疗法的方法很多,根据用具、手法和目的的不同可以分为直接刮痧疗法和间接刮痧疗法。

一、直接刮痧疗法

所谓直接刮痧疗法,就是施术者用工具直接作用于人体某部位的皮肤上,通过直接刮拭人体皮肤,使其发红、发紫或出现紫红色的痧痕、痧点的疗法。这种方法多用于体质比较强壮而且证型属于实证的患者。根据用具和手法的不同,直接刮痧疗法又可以分为刮痧、抓痧、揪痧、扯痧、挤痧、拍痧、焠痧等。

1.刮痧

刮痧是最常用的方法,也是本书介绍的重点内容。本法是采用刮板蘸特制的刮痧活血剂,在患者体表上的一定部位(通常选取颈项两侧和背部脊柱两旁,也可以选取胸胁和上肢肘窝以及下肢腘窝)从上到下、从中间向两边连续刮动,力度要先轻后重,使皮下出现一道道的痧痕,如果痧痕随刮随消,说明痧证较重,需要继续刮,直到痧痕不消失为止。需要注意的是,小儿皮肤娇嫩,在刮拭时用力要酌情减轻,以免刮伤皮肤。

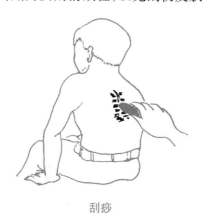

刮痧

手法 施术者右手持操作工具,蘸取适量刮痧活血剂,在已经确定的体表部位轻轻向下顺刮或从内向外反复刮动,使用腕力,力度逐渐加重,力量要均匀,沿同一方向进行。一般刮拭 10～20 次,以出现紫红色斑点或斑片为宜,不可强求出痧。具体可以分为以下 9 种手法。

手法 1 面刮法

施术者手持刮板,刮拭时用刮板的 1/3 边缘接触皮肤,刮板向刮拭的方向倾斜30°～60°(45°应用最为广泛),利用腕力多次向同一方向刮拭,要求要有一定的刮拭强度、长度,这种刮拭方法适用于位于身体比较平坦部位的穴位。

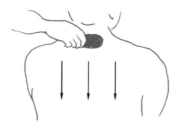

面刮法

手法2　点按法

刮板角与要刮拭的穴位呈90°垂直按下,力量由轻到重逐渐增加,以患者能耐受为度,片刻后突然抬起,使肌肉恢复原状,多次重复。这种手法适用于无骨骼的软组织处、肌肉丰厚的脊柱两侧和骨骼凹陷的部位,如人中、膝眼等穴。本法要求手法连贯自如,操作时将肩、肘、腕的力量集中于刮板角,既要有弹力,又要坚实,气到力到,刚中有柔,柔中带刚。这种手法是一种比较强的刺激手法,具有镇静止痛、解痉的作用,多用于实证的治疗。

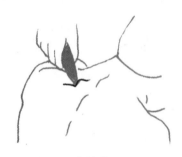

点按法

手法3　拍打法

拍打法是用刮板一端的平面拍打体表部位或穴位的一种方法。拍打法常用于四肢,特别是肘窝和腘窝处疾病的治疗。拍打时,一定要注意在拍打部位先涂抹适量的刮痧润滑剂,力量逐渐加重,以10～20次为宜,不强求立即出痧。拍打法可用于治疗四肢疼痛、麻木以及心肺疾病。

手法4　按揉法

将刮板角部倾斜20°按压在穴位上,向下有一定的按压力,做柔和的旋转运动,刮板角平面始终不能离开所接触的皮肤,速度较慢(以每分钟50～100次为宜),按揉力度应当深透至皮下组织或肌肉,也可以根据患者的要求以及患者的胖瘦、机体强健虚实的程度来调整按揉时的力度。这种方法属于中等强度手法,常用于对脏腑具有强壮作用的穴位,如足三里、合谷、内关以及颈、背、腰部全息穴区中痛点的治疗。

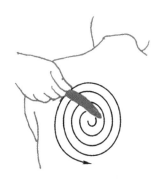

按揉法

手法5　刮蹭法

刮蹭法指刮板角部与穴区垂直,刮板始终不离开皮肤,并施以一定的压力做短距离的(约1寸长)前后或左右摩擦的方法。这种手法多用于头部全息穴区的刮拭。

手法6　梳理法

梳理法要求按经络的走向用刮板自下而上或自上而下循经刮拭,用力轻柔均匀,平稳和缓,连续不断。一次的刮拭面宜长,一般从肘、膝关节部位至指尖。梳理法常用于治疗结束后或进行保健刮痧时,对经络进行整体调理,松弛肌肉,消除疲劳。该手法属于轻手法,有理筋、顺气、活血的作用。

手法7　拨筋法

拨筋法是用刮板的一角对肌肉比较坚实的位置进行拨动的方法,类似于推拿手法中的拨法。拨动的方向与肌肉纤维的走向相垂直。拨筋法的力度很大,操作时的用力强度以患者能够耐受为度。该手法一般只用于脊柱两侧的刮拭,对于缓解肌肉痉挛和松解肌肉粘连具有非常好的效果。一个部位拨动3~5次即可,拨后可以用梳理法以缓解反应。这种手法比较常用于健身刮痧。

手法8　震颤拖拨法

震颤拖拨法是用刮板的边缘,顺着肌肉纤维的走向做震动拖拨用力的方法。其主要用于治疗深层肌肉组织粘连及身体肥厚部位的损伤等。

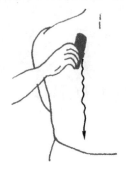

震颤拖拨法

手法9 切按法

切按法是用刮板的边缘,做顺次切按用力的方法。其主要用于患处肌肉僵硬、粘连或深层软组织损伤等的治疗。

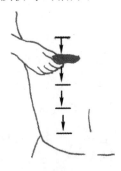

切按法

刮痧法有宣通气血、发汗解表、舒筋活络、调理脾胃等作用,可用于治疗中暑、小儿感冒及食积发热、小儿惊风等疾病。

2. 抓痧

抓痧又称"撮痧",也是刮痧疗法中的常用手法之一。先预备清水一碗,施术者用清水润湿手指,用示指、中指或拇指、示指相对用力,拧提受术者体表的一定部位,至拧出一道道暗红色的痧痕为止。

抓痧的部位　头部(印堂即眉心处,双侧太阳);颈部(前颈取廉泉、天突两穴连线中点左、右各旁开1寸;后颈取大椎、大椎直上后发际处及后发际与大椎连线中点左、右各旁开1寸);肩部(肩井);胸部(从璇玑起,分别向左、右每隔1寸取一点);腹部(取下脘、石门、双侧天枢);背部(陶道分别向左、右每隔1寸取一点);腰部(取命门或肾俞);四肢(上肢取曲池、合谷,下肢取委中)等,也可以在患处取压痛点。

手法　施术者将手指以清水润湿,五指弯曲,用示指与中指的第2指节对准所选部位,将患者的皮肤夹起,然后松开,一起一落,反复进行;或用拇指和示指反复捏起皮肤。手法先轻后重,施术者的手指皮肤保持湿润,每点夹撮6～8次,或以受术者皮肤出现橄榄状的紫红色充血斑为度。局部皮肤有痈疮、溃烂或肿瘤者禁用此法。

本法有行气开闭、调畅气机、宣泄痧毒、解除痉挛等功效,可用于治疗急性胃肠炎、中暑、流行性感冒、关节疼痛、头痛、发热、咳嗽等。

另外,抓痧还经常与按摩或点穴疗法中的点揉法配合使用,这样既可以弥补刮痧疗法的不足,又可以提高疗效。点揉法的操作要领是,施术者用手指在人体的一定部位或穴位上进行点压,力贯于指端,着力于皮肤和穴位上,力量由轻到重、由表及里,以手腕带动手指灵活揉动,频率为50～100次/分,要持续一定的时间,通常为3～5分钟,以受术者感觉酸胀和皮肤微红为度。结束时则应该由重到轻,缓慢收起。注意力量不宜过大、过猛。另外,在揉动时,施术者的手指不能离开受术者的皮肤。

3. 揪痧

揪痧又称为夹痧法、拧痧法,具体方法是在施术部位涂上刮痧介质后,施术者五指屈曲,用示指、中指的第2指节对准施术部位,对抗用力,把患者的皮肤与肌肉揪起,然后瞬间用力向外滑动再松开,使皮肤恢复原状,这样一揪一放,反复进行,并连续发出"巴巴"的声响。在同一部位可连续操作6～7遍,这时被揪起的部位就会出现痧点。该方法具有通经活络、活血定痛、调和阴阳、引血下行的功用。

以下几种情况不宜使用揪痧:身体瘦弱、背部脊骨凸起者,最好不在背部揪痧;患有心脏疾病者,如心肌梗死、心绞痛时,不可采用揪痧法;患血友病或有出血倾向者,不宜揪痧。

4. 扯痧

扯痧是施术者用示指、拇指提扯受术者的皮肤和一定部位,使浅表的皮肤出现紫红色或暗红色痧点的方法。此方法主要作用于头部、颈项、背部的腧穴和面部的太阳、印堂。对于扯痧法,各地有不同的称谓,如钳痧、拈痧、夺痧、扭痧、掐痧。这种方法较上文提到的揪痧法力度要大(需要注意的是,力度要以患者能忍受为度),具有发散解表、通经活络的功效。

在临床中,以下几种情况不宜使用扯痧:身体瘦弱、背部脊骨凸起者,最好不在背部扯痧;心脏疾病患者(如心肌梗死、心绞痛),水肿患者,血友病、出血性紫癜和其他出血疾病患者,亦不宜扯痧。

5. 挤痧

挤痧是用拇指和示指在施术部位用力挤压,连续挤出一块块或一小块紫红色痧斑的方法。

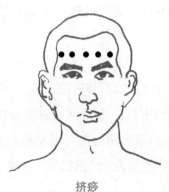

挤痧

手法 施术者两手拇指及示指相对，用力挤压，连续挤出一块块或一小块紫红色痧斑即可。此方法多用于头部，适用于头痛、脑涨的治疗，具有清脑明目、镇静止痛的功用。一些较轻的疾病，只要用此手法在患者头额部施术挤出一排方形的小痧斑，就可缓解。

6. 拍痧

拍痧是指用虚掌或用刮板拍打体表的施术部位，如脊背、胸腹、腰臀、肘窝、腘窝等处，拍打至皮肤发红充血，呈现紫红色或暗黑色的斑痧、斑点为止的方法。

手法 施术者伸开手掌、指，掌心向下，掌心面呈空心状，掌指关节和指关节并齐微屈，腕关节放松。拍打时，手臂固定不动，靠手腕关节活动，手掌自上向下自然落到要拍打的地方，呈击打式，用力均匀适中，讲究弹性、节奏性。

这种手法具有疏经通络、行气活血的作用。经常与刮痧轮流使用，作用与之相类似，亦可配合使用放痧法。

7. 焠痧法

焠痧法又名灯火燋法，是使用灯心草蘸油，点燃后，在受术者皮肤表面上的红点处燃烧的方法，手法要快。点燃的灯心草接触到受术者的皮肤后，往往可以听到灯火燃着皮肤的"啪啪"声，十分清脆。《仙传外科秘方》中有记载："搅肠沙证发，即腹痛难忍，但阴沙腹痛而手足冷，看其身上红点，以灯草蘸油点火烧之。"

手法 受术者袒露小红痧点，施术者拿灯心草蘸香油，在火上点燃后，迅速在小红痧点上烧灼，手法要快，不能烧伤受术者的皮肤。

焠痧法具有温中、散寒、止痛的功用，临床上多用于治疗寒证，如手脚发冷、口唇发冷等。

二、间接刮痧疗法

在受术者将要被刮拭的部位放一层薄布,然后用刮拭工具在布上刮拭的方法,称为间接刮法。此种方法除了具有刮痧的功效外,还具有保护皮肤的作用,适用于保健刮痧,儿童、年老体弱者及高热、中枢神经系统感染、抽搐、某些皮肤病患者。

手法 刮痧之前先在待刮痧的部位放上干净的手绢(或者是大小适当、洁净柔软的布),用消毒好的刮痧工具在手绢上以每秒钟 2 次的速度朝一个方向快速刮拭,每处可以刮拭 20～40 次,然后掀开布检查一下,如果出现痧痕,就可以另换一处再刮。如果是闭眼不睁、轻度昏迷或是高热不退的患者,可以加刮两手心、两足心以及大椎的上、下、左、右四处,每一处刮 100 次左右。

第二节　刮痧的操作要点

在进行刮痧治疗的时候,尽量使患者处于舒适的体位,以利于配合治疗。同时,施术者的姿势要注意随时调整,注意保持合适的位置、姿势,以有利于发力和持久操作。

一、持板方法

使用正确的刮拭方法可以提高治疗效果,减轻患者在治疗中的痛苦。要掌握正确的刮拭方法,首先要掌握刮板的正确拿法:握住刮板,拇指放在刮板的一侧,另外四指自然放在刮板的另一侧,刮板的底边横靠在手掌掌心部位,与受术者体表成 45°～90°,用力均匀、自上向下或从中间向两侧刮拭。

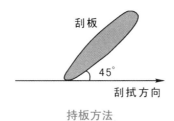

持板方法

二、角度与力度

进行刮痧时，要注意角度和力度，一般以右手持握刮痧用具，灵活运用腕力、臂力，切忌使用蛮力。刮治时，硬质刮具（如水牛角刮板、硬币等）的钝缘最好与皮肤成45°，否则会将肌肉和皮肤推起，形成推、削之势，造成疼痛或损伤。

刮痧时除了要向着刮拭的方向和部位用力以外，还要对肌肤有向下的按压力，因为经脉在人体有一定的深度，必须使刮拭的作用力传导到深层组织，才有治疗作用。刮板作用力透及的深度一定要达到皮下组织或肌肉方可，如果作用力大，甚至可以到达内脏和骨骼。刮痧最忌讳不使用按压力，仅在皮肤的表面进行摩擦，这种刮法是错误的，不但没有治疗效果，还会因为反复摩擦造成皮肤局部水肿，甚至破损。但是，也并不是说按压力越大越好，根据人的体质、病情的不同，治疗时所选取的按压强度也会有所不同，在骨骼突起的部位按压力应较其他部位适当减弱。力度的大小要根据患者的体质、病情及其承受能力来确定。在刮拭的过程中，应当始终保持按压力。每次刮拭的速度要均匀，力度应保持稳定，不要忽轻忽重、头轻尾重或头重尾轻。

三、身体各部位的刮拭方向

在使用刮痧疗法进行治疗的时候,要根据人体各个部位的不同生理解剖特点来选用合适的刮法。同时,根据治疗病症时的特殊需要决定刮拭的顺序和方向。在治疗过程中,同一部位的经穴刮拭完毕后,再进行另一部位经穴的刮拭。

1. 整体的刮拭顺序

刮痧时整体刮拭的顺序是自上向下,基本上按照头颈部→脊柱及其两侧→胸部→腹部→四肢部和关节的顺序进行刮拭。关节部根据其相应结构,采用点揉和按压手法。进行经络腧穴的刮痧治疗时,采用先上后下、由内到外的顺序进行刮拭,每个部位一般先刮阳经,再刮阴经,从左到右进行刮拭。对于大多数疾病可以先刮拭颈背部(即取大椎、魄户、膏肓、神堂),然后再刮拭其他经脉线以及患处局部。撮痧、挑痧也可以按照上述顺序进行。

2. 人体各部位的刮拭方法

(1)头部 人体的头部有头发覆盖,在头发上面进行刮痧必须使用面刮法。刮拭的时候可以不涂抹刮痧润滑剂。为了增强刮拭效果,可以使用刮板的薄面边缘或刮板角部进行刮拭,每个部位刮 30 次左右,刮至头皮有发热感为宜。刮拭时多采用平补平泻法,若刮拭局部产生痛、酸、胀、麻等感觉,也不必担心,这是正常现象,坚持刮拭即可消失。刮拭头部时宜双手配合,一手扶持受术者头部,一手刮拭,以保证头部的稳定和安全。

①侧头部:从头部两侧的太阳开始,至风池止,经过的穴位主要包括头维、颔厌等,涉及的经络主要是足少阳胆经。

②前头部:从百会开始,至前发际为止。经过的穴位包括前顶、通天、五处、头临泣等,涉及的经络主要包括督脉、足太阳膀胱经、足阳明胃经。

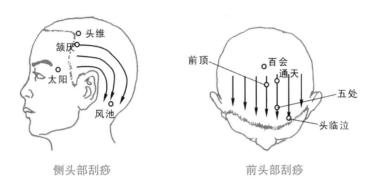

侧头部刮痧　　　　　　　前头部刮痧

③后头部:以百会为起点,至后发际止,经过的穴位包括后顶、脑户、哑门等,主要涉及督脉。

④全头部:以百会为中心呈放射状向全头部刮拭,经过全头穴位和头针中的运动区、感觉区、胃区、生殖区等。

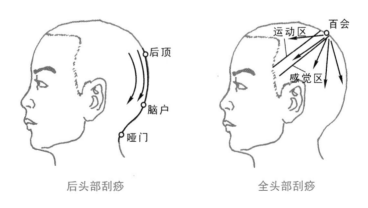

后头部刮痧　　　　　　　全头部刮痧

(2)面部　在进行面部刮痧时,要由内向外按肌肉走向进行刮拭。面部出痧影响美观,因此刮拭时一定要轻柔,忌用重力、大力进行大面积刮拭,可以采用短时间、轻力度、多次数的方法,要以疏通经络、促进气血循环为目的。

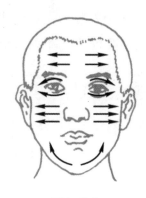

面部刮痧

①刮拭前额部:前额由前正中线分开,两侧分别由内向外刮拭,前额包括前发际与眉毛之间的皮肤。经过的穴位有印堂、丝竹空、阳白等,涉及的经络主要是足阳明胃经。

②刮拭两颧部:分别由内向外进行刮拭,经过的穴位主要有承泣、四白、下关、听宫、耳门等,主要涉及的经络有足少阳胆经、手少阳三焦经等。

③刮拭下颌部:要以承浆为中心,分别由内向外刮拭,经过的穴位主要有承浆、地仓、大迎、颊车等,主要涉及的经络是足阳明胃经。

④刮拭眼周部:要顺着眼轮匝肌的走向分别由内向外进行刮拭,经过的穴位主要有攒竹、鱼腰、瞳子髎等。

(3)颈部　人体颈部总共有六条阳经通过,大椎为"诸阳之会",阳经中的精髓直接通过督脉灌输于脑,颈部是必经之路。因此,经常刮拭颈部,具有育阴潜阳、补益人体正气、防治疾病的作用。刮拭时应当注意,用力要轻柔,如果患者的颈椎棘突突出,也可以用刮板角点按在棘突之间进行刮拭,刮拭颈部两侧到肩上时,一般应尽量拉长刮拭距离,即从风池一直到肩井附近,中途不能停顿。颈部到肩上的肌肉比较丰厚,用力可以稍重,一般可以用平补平泻手法,即使用力重、频率慢的手法。

①刮拭颈部正中线(督脉颈部循行部分):从哑门开始,直达大椎。

②刮拭颈部两侧到肩上：从风池开始,至肩井、巨骨。经过的穴位包括肩中俞、肩外俞、秉风等。

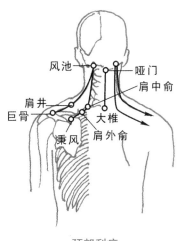

颈部刮痧

(4)背部　进行背部刮拭时,一般按由上向下的顺序进行。一般先刮位于后背正中线的督脉,接下来再刮两侧的夹脊穴和膀胱经。可以先使用局部按揉法对穴区内督脉以及两侧膀胱经附近的敏感压痛点进行按揉,再按照从上向下的顺序刮拭穴区内的经脉。刮拭背部包括以下几条线:①背部正中线,即督脉;②夹脊穴(胸椎、腰椎和骶椎棘突两侧旁开0.5寸);③背部足太阳膀胱经循行路线(脊椎旁开1.5寸和3寸的位置)。

在进行刮拭时需要注意,刮拭背部正中线时手法要轻柔,用力不可过大,以免伤及脊椎。对身体虚弱、脊椎棘突突出者,可由上向下用刮板的棱角点按两棘突之间。背部两侧的刮拭可视患者体质、病情用泻刮法或平补平泻法,用力要均匀持久,并尽量拉长刮拭距离。背部刮痧具有十分重要的作用,它不仅可以治疗疾病,还可以诊断疾病,长期刮拭还具有强身健体的功用。

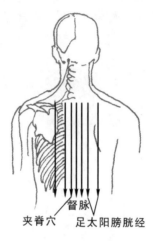

夹脊穴　督脉　足太阳膀胱经

背部刮痧

　　（5）胸部　胸部刮痧时，要刮拭正中线（即任脉），起自天突，到膻中为止，用刮板的角部自上而下进行刮拭。胸部两侧以身体前正中线为分界线，分别向左、右两侧，先左后右，用刮板的整个边缘由内向外沿着肋骨的走向进行刮拭，注意避开乳头部位。中府处宜用刮板角部由上向下刮拭。

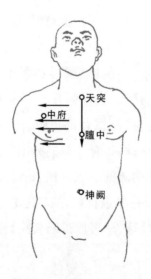

天突

中府

膻中

神阙

胸部刮痧

刮拭胸部时要注意,刮拭胸部正中线时,因为此处肌肉较为薄弱,用力要均匀轻柔,不可用力过大。胸部两侧的刮拭一般采用平补平泻法。对于久病、体弱、胸部消瘦的患者,刮拭时可以用刮板角沿两肋间隙刮拭。女性乳头部禁刮。

(6)腹部　腹部的刮拭可以用刮板的整个边缘或1/3边缘进行刮拭,自上向下进行。需要注意的是,有内脏下垂的患者,刮拭顺序应改为由下向上,以免加重病情;空腹或饭后半小时内禁在腹部刮拭;肝硬化腹水、腹部新近手术、肠穿孔等患者禁刮腹部;神阙(即脐中)禁止涂抹刮痧油和进行刮痧。

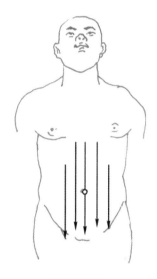

腹部刮痧

(7)四肢　人体的四肢部均采用由上向下的顺序进行刮拭。刮拭时应注意,刮拭四肢时应尽量拉长刮拭距离,遇到关节部位时不可使用强力、蛮力重刮;刮拭时应当避开四肢皮下不明原因的包块、感染病灶、皮肤破溃、痣瘤等处;对于四肢疾病中比较多见的急性骨关节创伤、挫伤之处不宜进行刮痧,但在康复期做保健刮痧可以加快机体的康复;下肢静脉曲张、水肿患者在进行刮痧时,方向改为从下向上。

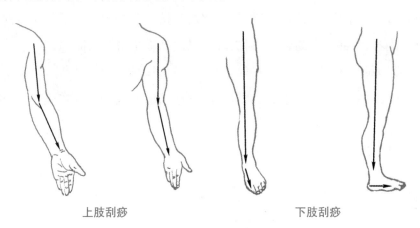

上肢刮痧　　　　　　　　　　下肢刮痧

（8）膝关节　"膝为筋之府",同时又是人体中结构最为复杂的一个关节,对于人体的运动功能有着极为重要的调节功能。经常刮拭除了可以治疗膝关节的病变外,还可以治疗腰背部疾病、胃肠道疾病等。

①刮拭犊鼻(膝眼),先用刮板角点按、刮拭双侧犊鼻,由里向外,宜先点按深陷,然后向外刮出;或在局部拔罐后再进行刮拭。

②刮拭膝关节前面(足阳明胃经经过膝关节的前面),膝关节以上的部分从伏兔经阴市至梁丘,膝关节以下的部分从犊鼻至足三里,从上向下进行刮拭。

③刮拭膝关节内侧(足太阴脾经经过膝关节的内侧),刮拭穴位有血海、阴陵泉等。

④刮拭膝关节外侧(足少阳胆经经过膝关节的外侧),刮拭穴位有膝阳关、阳陵泉等。

⑤刮拭膝关节后面(足太阳膀胱经经过膝关节的后面),刮拭的穴位有殷门、委中、委阳等。

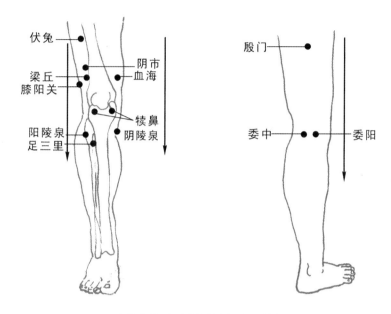

膝关节前面、内侧、外侧、后面刮痧

刮拭时要注意,膝关节的结构十分复杂,刮痧时宜使用刮板角进行刮拭,以便掌握刮痧的正确部位、方向,而不致刮伤膝关节。刮拭时操作要轻柔,用力要均匀,以出现轻微痧痕或发热感为度。膝关节积水者,不宜局部刮痧,可选用远端穴位进行刮拭。对膝关节后下方及下端进行刮痧时比较容易起疱,起疱时宜轻刮,如遇曲张的静脉,可改变刮拭的方向,由下向上进行刮拭。整个膝关节可用掌拍疗法。

四、补泻

刮痧疗法要遵循中医理论中的"虚则补之,实则泻之"的补泻原则,在临床应用中分为补法、泻法和平补平泻法三类。刮痧疗法的补泻作用取决于操作力量的轻重、速度的急缓、时间的长短、刮拭距离的长短、刮拭的方向(根据经脉气血的运行方向,顺刮为补,逆刮为泻)等诸多因素。根据患者的具体情况,考虑疾病的虚实,选用适合的手法,如果选用的补泻手法不当,就会犯"虚虚实实"的错误。虚证患者错用泻法,不但起不了治疗作用,还会因为消耗正气过多,出现明显的身体疲劳,甚至出现晕厥的现象;相反,实证患者如果错误地使用了补法,由于刺激量太轻,不能驱邪于外,也无法取得良好的治疗效果。

1. 补法

补法是指能够鼓舞人体正气,使低下的功能恢复旺盛的方法。补法刮拭按压力度小、速度慢、刺激时间短,顺着经络走行的方向进行刮拭,临床上常用于年老体弱、久病重病或体形瘦弱的虚证患者的治疗。

2. 泻法

泻法是指能疏泄病邪,使亢进的功能恢复正常的方法。泻法刮拭按压力度大、速度快、刺激时间长,逆着经络走行的方向进行刮拭,临床上多用于年轻、形体壮实及患急病患者的治疗。

3. 平补平泻法

平补平泻法又称平刮法,介于补法和泻法之间,比较常见的有三种:第一种按压力度大、速度慢,第二种按压力度小、速度快,第三种按压力度中等、速度适中,具体可根据患者病情和体质灵活运用,常用于正常人保健或虚实夹杂证的治疗。

4. 补泻效果的决定因素

补泻效果是由机体状态、腧穴特异性、刮拭时间和刮拭手法等多种因素决定的。刮拭手法只是其中之一。

(1)刮拭时间 刮拭时间的长短是非常重要的,用平补平泻的手法,长时间、大面积地刮拭,同样可以起到泻的作用。

(2)机体状态 与补泻效果有直接关系的另一个重要因素是机体的功能状态。当机体正气充足时,经气易于激发,刮拭的补泻调节作用明显;当机体正气不足时,经气不易激发,刮拭的补泻调节作用缓慢。

(3)腧穴特异性 有些腧穴具有强壮作用,如足三里、关元等,刮拭这些腧穴可以补虚;有些腧穴具有泻实的作用,如肩井、曲池,刮拭这些腧穴可以泻实。

第三节 刮法的选用原则

刮拭手法种类繁多,合理地选择适当的刮拭方法,是提高治疗效果的关键。

首先,要根据刺激部位进行选择。人体的结构是非常复杂的,有的部位肌肉丰厚平坦,有的部位骨骼比较突出,肌肉丰厚的地方就可以选取面刮法、拨筋法等;对于骨骼较多的地方,如头部,就可以选择厉刮法;而对于筋肉的凹陷处,可采取按揉法。如果刮法选择不当,势必会造成患者的痛苦,对机体造成损伤,同时也会影响刮痧治疗的效果。

其次,要有机结合,灵活运用。对于不同的疾病、病情及刺激部位,需要选择不同的刮具,使用不同的刮法。因此,在临床实践中,不能拘泥于一条或几条原则,而要灵活运用所掌握的知识,把刮具、刮法、病情、治疗部位四者紧密地结合起来,才能获得更好的治疗效果。

第四节 刮痧手法的练习

要提高治疗效果,必须练习刮痧手法,这是进行刮痧疗法的基本功。施术者的指力和臂力有大小不同,力度有轻重之分,如果刮拭的力量使用不当,就可能达不到预期的治疗效果。因此,要经常练习刮痧治疗的手法,正确运用刮摩姿势,掌握刮摩技巧。首先,我们可以选择一块棉布料做成口袋,圆柱形或长方形、正方形均可,然后在口袋中加入大米、小米或细小的沙粒,最后封上口。做好的棉布米(沙)袋子就是练习时的操作对象。接下来再准备一块好用的、光滑的、小巧的刮痧工具,如水牛角刮板等,就可以开始练习了。

具体的练习方法:左手持米(沙)袋,右手拿着刮板,从上到下,从内向外,按同一个方向进行刮摩,要进行平刮、斜刮、竖刮、横刮、角刮等练习,掌握手法和技巧,锻炼指力和臂力。当手法练习达到一定程度后,就可以在自己或别人身上进行进一步的练习,在以人体为练习对象时需要注意不要用力太猛,以免伤及人体皮肤;在选取对象的时候,不要选取病情较重或者有皮肤疾病的患者,以免练习时出现偏差,造成疾病的加重。

第五节　刮痧的步骤和操作要领

一、刮痧前的准备工作

1.选择工具和介质

刮板的边缘应当光滑,边角圆钝,厚薄适中。刮痧疗法的疗效很大程度上取决于施术者的施术力度是否到位,因此选择一个便于握持的刮板,才可以更好地实现施术者的操作意图,达到治疗的目的。目前,临床上比较常用的是水牛角刮板,它是以天然水牛角为材料,对人体无毒副作用。水牛角本身是一种中药,味辛、咸,性寒,所以水牛角具有清热解毒、凉血定惊等功效。同时,刮板具有多种功能:凸起的薄面可以用于人体平坦部位的刮拭;凹陷的厚面具有按摩作用,适用于保健刮痧;刮板的棱角可以用于点按穴位,并且适用于人体凹陷部位以及头部的刮拭;曲线状的凹口可以用于脊柱的刮拭。需要注意的是,水牛角刮板如果长时间置于潮湿之地、浸泡在水里或长时间暴露在干燥的空气中,均会出现裂纹,影响使用寿命,因此,水牛角刮板在刮毕洗净后应当立即擦干,最好放在塑料袋或皮套内保存。

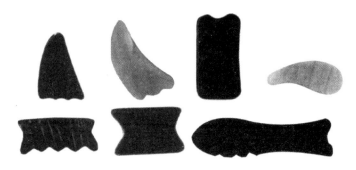

刮板

刮痧介质的种类很多,选择合适的介质十分重要,根据病情和刮拭部位选择适宜的介质可以帮助提高疗效。临床操作时,可以针对具体的刮拭部位选择,如在刮拭面部时应当选取具有杀菌消炎作用、性质柔和、渗透性好、不腻不油、对皮肤有很好保护作用的面部刮痧油、按摩精华油、调理液等作为刮痧的润滑剂;也可以根据病情的需要来选择刮痧介质,如在治疗热证的时候选取具有清热解毒作用的清解刮痧油等。

2. 消毒

在施术之前,一定要注意做好消毒工作。这是由于人体的皮肤和刮痧所使用的工具常常会带有各种各样的病菌。如果皮肤不净而破损,就会使病菌侵袭人体为害,致使疾病的发生。因此,在实施刮痧治疗的时候,一定要注意对刮板和患者皮肤进行消毒。

一般使用经75%乙醇浸泡过的医用棉球,对需要刮拭的部位以及刮痧用具进行消毒,保持皮肤和刮具的洁净。另外,使用过的工具要用75%的乙醇涂擦一遍,然后用纱布包好放起来,以备下次使用。下次使用前,应再次消毒方可使用。除了使用75%的乙醇溶液对刮具进行消毒外,还可以使用1:1000的苯扎溴铵溶液进行消毒。施术者要保持双手的清洁,可于施术前用75%的乙醇涂擦双手。刮痧过程中所使用的介质也一定要经过严格的科学鉴定,方可使用。

3. 使受术者放松并选取体位

施术前应当先嘱受术者休息数分钟,以消除其紧张情绪与疲劳,松弛肌肤,适应环境,以利于操作。对于初诊的患者,还应当先向其介绍刮痧的一般常识。对于精神紧张、对疼痛敏感的受术者,更应做好解释、安抚工作,以取得积极配合。然后根据治疗方案,确定治疗部位,选择舒适的体位。

4. 辨证施术,选择穴位

在治疗前,首先应确定疾病的病位,判断病变所在的脏腑,根据疾病的病因、病位、病性以及病情的标本缓急选经配穴。由于病情是千变万化的,病情有轻有重,病性有寒有热、有虚有实,所以首先要分清疾病的虚实寒热、轻重缓急,根据疾病的具体情况辨证施术,选择合适的穴位、部位(由点到线再到面,或是由面到线再到点)、方法(平刮法、斜刮法、横刮法、竖刮法和边角刮法等)、力度、次数、时间等。另外,还应当注意体质因素的影响,根据体质的弱点,有重点地刮拭相关经穴,这样会弥补和纠正体质的弱点,使治疗更具有针对性,更好地发挥刮痧的作用,提高治疗效果。

选穴正确与否是决定疗效好坏的关键因素之一,如果选穴(或部位)不正确,不但达不到相应的治疗作用,反而有可能增加患者的痛苦。不过因为刮痧作用面积较大,在确定穴位具体位置的时候,并不像针灸疗法那样严格,因此在定位的时候要本着"宁失其穴,勿失其经"的原则。选经配穴,除了要强调针对性,还应当注意少而精。如果病情较复杂,应遵循"急则治其标,缓则治其本"的原则,每一次治疗,解决一个关键问题,因为多部位、长时间的治疗势必会耗伤人体正气,影响疗效。

二、患者的体位

在进行刮痧治疗的时候,刮摩不同的部位要为患者选择不同的体位、姿势,只有这样,才能获得良好的治疗效果。常见的体位有坐位、卧位(俯卧位、仰卧位、侧卧位)、屈曲位等。另外,还有一些经穴的部位和一些特殊的刮摩部位,必须通过局部的运动以及一定的姿势,运用不同体位方式进行刮摩。总之,对于患者体位的选择,应以易于刮摩为原则。

1. 卧位

仰卧位用于取位于头部,胸部,腹部,上肢内侧、前侧,下肢前侧及外侧等部位的穴位。

俯卧位用于取位于背部、腰骶部和下肢后面以及足底部等部位的穴位。

侧卧位用于取位于一侧的面部、肩胛部、四肢的外侧部的穴位和章门、环跳、日月等位于人体侧面的穴位。

2. 坐位

正坐位用于取位于胸部、肋间的前面、腹部的外侧等部位的穴位。

仰靠坐位用于取位于头面部、颈前等部位的穴位。

俯伏坐位用于取位于脊柱两侧、头颈的后面、肩胛部、背部、腰骶部以及臀部等部位的穴位,同时也是进行脊柱两侧检查的体位。

侧伏坐位用于取位于肩颈部一侧、背部、四肢的外侧等部位的穴位。

屈肘仰掌坐位用于取位于上肢手掌面等部位的穴位。

屈肘俯掌坐位用于取位于上肢外侧面,手掌背面,胸部,头、面、颈项部等部位的穴位。

屈肘拱手坐位用于取位于上肢外侧面,肩部,胸部,头、面、颈项部等部位的穴位。

3. 站立位

站立位较少用,一般用于刮拭腹部时。

需要注意的是,在进行刮拭时,除了要求受术者保持一定的体位、姿势外,总的原则是随其自然舒适,以受术者病情和自身感觉为依据,在刮摩过程中还要不断更换体位、姿势,以免受术者因为长时间保持一种姿势而产生疲劳,不利于治疗的进行。

三、刮痧的具体方法

在完成刮拭前的准备工作之后,就可以开始刮痧治疗了。在需要进行刮拭的部位涂抹合适的介质(如果没有条件,也可以使用消毒过的清水或是经过滤的、清洁的香油、菜油),使受术者的皮肤表面光滑滋润,用刮板于皮肤上倾斜45°,平面朝下或朝外,沿着一定的方向进行刮摩,一般是由上至下,由内至外,依照次序进行刮拭,切不可以逆向进行刮拭。在骨骼、关节、肘窝、腘窝等部位,可以采用棱角刮摩方式,注意用力要均匀、适中,始终如一,不可时而用力过猛,时而用力过轻。刮至受术者的皮肤发红充血,出现紫红色的斑点、斑块时,就可以换一个部位再刮,每一个部位一般刮拭3~5分钟,次数为20~30次。在刮摩的过程中,要不断询问受术者的感受,如有无疼痛、心中有无烦闷、有无吐泻等感觉,并时常探查脉搏跳动的情况。根据受术者的反应来调节刮摩的轻重及快慢。

四、刮痧后的工作

刮痧结束后,先让受术者休息片刻,并可适当饮用温开水、姜汤或清凉茶。将刮拭部位的刮痧介质清理干净,防止沾染衣服。将刮板清洗干净,并进行消毒。向受术者讲解清楚在刮痧结束后需要注意的事项,如刮后1~3小时内不能用冷水洗脸及手足,切忌烦躁郁怒,饮食上要注意禁生冷、油腻、酸辣以及难以消化的食物等。

五、刮痧后的反应

由于病情的不同,经刮痧治疗后局部可以出现不同颜色、不同形态的痧。皮肤表面的痧,颜色有鲜红色、暗红色、紫色及青黑色,形态有散在的、密集的或斑块状的,湿邪重者皮肤表面可以看到水疱样痧。皮肤下面深层组织的痧多为大小不一的包块或结节,其表面的皮肤隐约可见青紫色。在出痧的同时,皮肤表面可有发热的感觉。

刮痧治疗后半个小时左右,皮肤表面的痧会逐渐融合成片,深层的包块样痧会逐渐消失,并逐渐由深部向体表扩散,而深部结节状痧消退得比较缓慢。不论是哪一种痧,在刮拭12个小时之后,皮肤的颜色均呈青紫色或青黑色。

刮痧后24~48小时内,出痧表面的皮肤在触摸时有疼痛感,出痧严重者局部皮肤会微微发热。如果刮拭的手法过重或刮拭时间过长,体质虚弱者会出现短时间的疲劳反应,严重者会在24小时内出现低热,休息后即可恢复。

刮出的痧一般5~7天即可消退。痧消退的时间与出痧的部位、痧的颜色和深浅(即疾病的病位、病性)有密切关系,胸背部、上肢、皮肤表面、颜色比较浅的痧消退较快,下肢部、腹部、颜色深的痧以及皮肤深部的痧消退比较缓慢。阴经所出的痧一般较阳经的消失得缓慢。

六、刮痧的时间与疗程

刮治一个部位不超过 10 分钟,以出痧为度;刮治一种疾病一般应在 15~20 分钟结束,原则上一次只治疗一种疾病,下一次刮痧应在 5~7 天后,以痧痕褪尽为标准,同一部位刮痧如果已满 7 天但痧未褪尽,不可再刮,不要带痧刮痧。新病、急病 2~3 次为 1 个疗程,久病、慢性病 4~5 次为 1 个疗程。每个疗程中间可以休息 10 天。初次刮痧者刮拭时间要控制在 20 分钟以内,否则有可能会产生严重的疲软反应。在 5~7 天内急待治疗者可辨证刮治其他相应穴区,如治疗与其互为表里的经脉或选用头、四肢微针穴区,每日 1 次或隔日 1 次刮治。

第六节　刮痧治疗常用穴(部)位的选取和顺序

刮拭部位及穴位选取是否恰当,直接影响刮痧治疗的疗效。临床选择穴位或部位的时候,要在中医基本理论的指导下,根据经脉的循行分布、交叉交会和腧穴的分布、功能特异性,结合疾病涉及的脏腑、病情的标本缓急进行严密的组合,做到配穴精炼、酌情加减、灵活多变。从临床的实际情况出发,择优选取一个部位或是多个部位组成配方。

一、病灶及症状反应局部

将病灶及症状反应局部作为受术区域,即在疼痛的部位,或者是表现出不适症状的局部以及邻近的部位选取刮痧刺激的部位以及穴位,临床上经常用于治疗病变部位较明确、局限的病症以及某些器质性病变,尤其是那些对刮痧反应不太敏感的患者,从加强局部的刺激作用来看,更加适宜。例如,鼻病可以选取面部鼻旁的迎香、素髎等穴位进行刮拭;偏头痛可选取头部两侧进行刮拭,重点刮拭太阳、头维等处。这是因为腧穴对于所在部位的局部和邻近部位的病症具有治疗作用,正所谓"腧穴所在,主治所及"。通过对局部腧穴的刮拭,可以疏通这些病变部位的经脉,行气止痛,活血化瘀。在临床应用中,对于各种关节痛、痿证以及扭伤、皮肤病、腱鞘囊肿、甲状腺肿大等在局部进行刮拭,均可收到比较理想的治疗效果。

二、病理反应点

在人体上可以找到疾病的病理反应点,也就是阳性反应物(多在脊背部)。根据中医学中的经络学说可以知道,足太阳膀胱经循行于脊柱两侧,五脏六腑对应的背俞穴均在背部的膀胱经上,如果五脏六腑发生疾病,就会在脊柱两侧发现阳性反应物。另外,《黄帝内经》中也有"诸病于内,必形于外"的记载。临床上也证实,五脏六腑有病,在一定的背俞穴上会出现阳性反应物,并作为某些疾病的特异性体征,其可以作为治疗中的有效部位来选取。通过对这些部位进行适当的刺激,可以非常有效地调理经脉、脏腑,达到治疗疾病的目的。

在临床中可以结合腰背部检查发现的阳性反应物来选择治疗部位,一般按先上后下、先中间后两边、先左后右的顺序,仔细观察受术者腰背部皮肤有无色泽变化,有无皮肤潮红,有无皮损、脱屑、痧点、疹点以及有无突起、凹陷等;再分别对督脉,夹脊穴,膀胱经第一、二侧线进行切诊,用循摸、触压的办法以发现有无压痛、结节,同时感知肌肉的紧张度,皮肤湿度、温度的变化,以及在按压时受术者有无酸、麻、胀等敏感反应。若发现阳性反应物,即可作为施术部位之一。不同部位的阳性反应物所反映的疾病部位是不同的,因此在治疗中,刮拭不同的部位也具有不同的治疗作用,如肩背区(约从第7颈椎棘突下到第7胸椎棘突下的肩背部区域)多用于治疗头面部病症,心、肺、胸背部病症,上肢疼痛、麻木及运动功能障碍等;背腰区(约从第7胸椎棘突下到第1腰椎棘突下的背腰部区域)多用于治疗肝、胆、脾、胃、大肠、小肠、三焦及有关组织器官的病症和上腹部、背腰部的病症;腰骶区(约从第1腰椎棘突下到长强的腰骶部区域)多用于治疗肝、肾、膀胱、大肠、小肠及有关组织器官的病症,并可用于强身保健。

三、根据经络循行进行远端取穴

循经远取是指在距离病变部位比较远的部位或穴位进行刮拭治疗的方法。这种方法紧密结合了经络的循行,充分体现了"经脉所通,主治所及"的治疗规律,特别适用于在肘、膝关节以下的取穴,因为这些经穴对相联系的脏腑有调和阴阳、疏通经脉的作用。在具体的选穴方面,如果是脱肛,可以取头顶部的百会;若为颈项痛,可取三焦经手部的中渚。除了在与患病脏腑相联系的经脉上取穴以外,还可以在该经脉的同名经或表里经上选取穴位或部位进行刮拭,如胃脘痛,除了选取胃经的足三里外,还可以选取脾经的公孙;腰痛,可以取足太阳膀胱经的委中和手太阳小肠经的后溪进行治疗。

四、随证选取

随证选取是一种既根据中医理论结合腧穴的功能主治,又针对全身性的某些疾病或证候取穴的一种方法。临床上有许多病症,如发热、昏迷、虚脱、癫狂、失眠、健忘、嗜睡、多梦、高血压、月经不调等属于全身性的病症,在临床上无法根据分部选取的方法取穴,此时,就应当根据疾病的病性进行辨证分型,将病症归属于某一经或某一脏腑,然后再按经脉进行选穴。例如,失眠若是属于心肾不交,辨证归属心、肾两经,因此就应在心、肾两经上取穴,进行刮拭治疗。再比如月经不调,若因肝气郁结而致者可选用肝经和任脉的穴位;若因脾气虚弱而成者,辨证归属于脾经,即可在脾经和任脉选取相应的刮拭部位进行治疗。对于比较突出的个别症状,也可以根据临床经验进行选穴刮拭。例如,发热者选大椎或曲池,痰多者选丰隆或中脘,贫血者选膈俞和足三里,低血压者选素髎和内关等。这些选穴法是长期临床经验的结晶,具有非常好的治疗效果。

一、刮痧疗法的适应证

刮痧疗法不仅适用于痧证,还可以广泛应用于内科、儿科、妇科、外科、皮肤科、五官科等临床各科常见疾病和部分疑难杂症的治疗。

1. 内科疾病

刮痧疗法可用于治疗因感受外邪引起的感冒发热、头痛、咳嗽、呕吐、腹泻等,还可用于治疗上呼吸道感染、支气管炎、支气管哮喘、肺炎、肺结核、肺气肿、头痛、偏头痛、胃脘痛、反胃、腹痛、高热、腰痛、便秘、眩晕、细菌性痢疾、结肠炎、失眠、胸膜炎、急性胃肠炎、消化性溃疡、肾炎、风湿性关节炎、类风湿关节炎、肩周炎、慢性肝炎、高血压病、冠状动脉粥样硬化性心脏病、风湿性心脏病、肺心病、各种类型的心律失常、坐骨神经痛、肋间神经痛、急性阑尾炎、健忘、心悸、癫痫、胆绞痛、泌尿系结石、急性胰腺炎、前列腺炎、遗精、阳痿、早泄、男性不育症、膈肌痉挛、胃下垂、饮证、无脉证、郁证、肠梗阻、糖尿病、甲状腺功能亢进、肥胖、面神经麻痹、神经衰弱、贫血、中暑、白细胞减少症等。

2. 外科疾病

以疼痛为主要症状的各种外科疾病均在刮痧的适应证之列,包括急性扭伤、落枕、颈椎病、腰椎间盘突出症、腰椎管狭窄症、腰肌劳损、腰腿痛、颈肩纤维痛、股外侧皮神经炎、肋软骨炎、骨质增生症、足跟痛、跟骨骨刺、软组织损伤、脉管炎、毛囊炎、股骨头坏死、痔疮等。

3. 妇科疾病

月经不调、崩漏、痛经、闭经、带下病、妊娠恶阻、产后缺乳、产后腹痛、产后大便困难、产后发热、更年期综合征、盆腔炎、乳腺增生症、乳腺炎、人工流产综合征、子宫脱垂、外阴瘙痒、不孕症等属于刮痧疗法的适应证。

4. 儿科疾病

小儿发热、呕吐、泄泻、厌食、夜啼、疳积、百日咳、支气管炎、小儿遗尿、惊风、消化不良、营养不良、腮腺炎等也可采用刮痧疗法进行治疗。

5. 皮肤科疾病

湿疹、丹毒、带状疱疹、过敏性皮炎、神经性皮炎、荨麻疹、寻常性鱼鳞病、硬皮病、皮肤瘙痒症、雀斑、黄褐斑等也可采用刮痧疗法进行治疗。

6. 五官科疾病

睑腺炎、睑缘炎、沙眼、结膜炎、目痒、目翳、远视、近视、视神经萎缩、鼻塞、鼻出血、鼻炎、鼻窦炎、慢性咽炎、扁桃体炎、喉喑、口疮、牙痛等也可采用刮痧疗法进行治疗。

7. 其他疾病

除上述疾病外,刮痧疗法还可以用于养颜美容、减肥保健等。刮痧可以使皮肤的新陈代谢加强,皱纹消除或减少。妇女产后的妊娠纹,一般刮治2~3个月即可缓解。

二、刮痧疗法的禁忌证及注意事项

任何一种治疗方法都不是万能的,同样,刮痧疗法也不可能包治百病。在其适应证中,有些可以单独使用刮痧疗法;有些可以以刮痧疗法为主,同时配合其他疗法;有些病症,刮痧疗法只是起辅助治疗的作用。在刮痧治疗无效时,应该换用其他方法进行治疗。由于刮痧疗法是在皮肤表面进行的,并且需要有一定的按压力作用于皮肤,因此,对于某些疾病要慎用或禁用。

(1)患有出血倾向疾病(例如血友病、血小板减少症、白血病、血小板减少性紫癜等)的患者不宜刮痧,尤其禁刺血刮痧。

(2)皮肤肿瘤或皮下有不明包块者,局部忌刮;肚脐禁刮;有接触性传染病(如癣疥类)者,以及皮肤溃烂或严重过敏者禁刮;新鲜骨折部位、瘢痕部位、恶性肿瘤局部、静脉曲张部位、体表大血管处禁止刮痧;对有皮肤过敏史的患者,不宜使用其过敏物为刮痧工具或刮痧介质。

(3)急性骨关节软组织损伤24小时内,局部禁忌刮痧;重度水肿者或关节肿胀者忌用刮痧;空腹或饭后半小时内,腹部禁刮。

(4)妇女月经期下腹部慎用刮痧疗法,妊娠妇女的腹部、腰骶部、乳房部禁用刮痧疗法。孕妇、妇女经期禁刮三阴交、合谷、足三里等穴位。

(5)年老体弱、空腹以及女性患者的面部,均忌用大力、大面积的刨刮(重刮),6岁以下的儿童、70岁以上的老人忌用重手法。

(6)醉酒、过饱、过饥、过劳、大渴、大汗、大出血者禁用刮痧疗法;精神高度紧张、急躁或抽搐不合作者、对刮痧极度恐惧或过敏者,忌用刮痧疗法。

另外,特殊部位,如眼、耳、乳头、前后阴、心脏搏动处、大血管通过的部位、骨骼凹凸不平的部位、毛发过多的部位等,均不宜用刮痧疗法。

三、注意事项

刮痧疗法的适用范围是十分广泛的,凡是针灸、按摩疗法适用的病症,均可用本疗法进行治疗。然而,刮痧疗法并非百无禁忌,如中度及严重心脏病、血友病、全身水肿、皮肤病或局部皮肤损伤患者,不可随便使用。在使用刮痧疗法的时候,需要注意的事项有以下几点。

1. 保证刮痧环境

刮痧应在室内进行,做到避风、保温。夏季避免空调、风扇直吹,冬季做好室内保暖,避免感受风寒。要充分暴露患者需要刮治的部位并清洁皮肤,同时,一定要注意刮具的清洁、消毒,防止出现交叉感染,施术者的双手也一定要保持清洁、干净。

2. 选择合适的工具、介质与体位

刮板的形状不同,应针对具体的刮拭部位选择相适应的刮板。为避免交叉感染,最好固定专人专板使用。常用的刮痧介质很多,可以针对具体的刮拭部位、病情需要选择合适的介质。无论选取何种介质,都要以患者不过敏为首要原则。

选择体位总的原则是随其自然而舒适,以患部向上或是向侧方,便于操作为原则。需要注意的是,初次刮痧及年老体弱者一般采用卧位。

3.注意观察患者局部和全身反应

对于初次刮痧的患者,应当先向患者介绍刮痧的一般常识。在刮痧的过程中要不断询问患者的反应情况,根据反应来调节刮痧的轻重快慢。如果患者感觉紧、灼痛、难受,或此处不舒适,应该立刻停止刮拭,而另外选择附近肌肉较厚的地方再重新进行刮拭。刮治时,受术部位的皮肤要保持一定的滑度,故应边刮边蘸介质,切忌干刮。如果患者不能忍受且有明显疼痛感觉时,可以将手法放轻些,而适当增加刮拭次数,同样可以达到治疗的目的。对婴儿和老年人进行刮拭时,用力应当轻柔、均匀。

4.治疗后的注意事项

刮痧结束后,应让患者休息片刻,并可适当饮用温开水、姜汤或清凉茶。将刮拭部位的刮痧介质清理干净,防止沾染衣服,并对患者讲解清楚在刮痧结束后需要注意的事项,如刮痧结束后 1~3 小时内不能用冷水洗脸及手足,切忌烦躁郁怒,饮食上要注意禁食生冷、油腻、酸辣以及难以消化的食物等。

5.保健刮痧的注意事项

进行保健刮痧时不必涂抹刮痧介质,不必刮出痧来,只要从头到脚每个部位、每条经脉都按顺序柔和地刮拭数次,每天 3~10 分钟即可。冬天时也可在衣裤上进行刮拭,同样可以达到舒筋活血、祛病健身的目的。

一、统治与分治相结合

在经穴刮痧疗法中要强调统治与分治相结合。统治,指对任何病症实施刮痧疗法时均首先刮拭其项背部的大椎、大杼、魄户、膏肓等穴。因其处于督脉和足太阳膀胱经所过之处,刮拭该处可疏通六阳经气,振奋一身之阳,推动营卫气血的环流输布,促进人体的新陈代谢,增强脏腑功能及抗病能力。而且,督脉和膀胱经都通于脑,人体经脉中的精髓物质可以通过在大椎处的交会,进一步通过督脉灌输于脑。所以,经常刮拭颈部具有滋阴潜阳、补益人体正气、防病、治病的功效。分治,即在上述基础上根据病症不同,依据辨证取穴的原则,分别刮拭患部及相关的经络穴位,以取得较好疗效。例如,失眠是临床上的常见病和多发病,现代研究表明,其是由大脑皮质兴奋与抑制失去平衡引起的一种功能性疾病。在临床治疗中,可以先选取颈项、背部的穴位进行刮拭,手法不宜过重,待刮拭结束后,根据失眠的具体症状表现进行辨证,通过辨证再选取不同的部位,如心俞、肾俞、脾俞、百会、印堂等进行刮拭。其临床治疗效果要远远好于单纯根据辨证选取刮拭部位或穴位的方法。

二、辨病与辨证相结合

辨证论治是中医学的基本特征之一,"病"和"证"是密切相关的不同概念。辨证,就是在中医学理论的指导下,对患者的各种临床资料进行分析、综合,从而对当前的病位做出判断,并概括出完整证名的诊断思维过程。辨证侧重于从疾病当前的表现中判断病变的位置与性质;辨病则有利于从疾病的全过程、疾病的整体特征上认识疾病的本质。"辨病"和"辨证"对于刮痧这种中医治疗手段来说,具有非常重要的实际应用价值。正是由于"病"与"证"从不同的侧重点反映了疾病的本质,所以在刮痧治疗中要强调"辨证"与"辨病"相结合,二者之间是相互促进、相互为用的关系。在临床进行治疗的时候,有时是先辨病后辨证,有时是先辨证后辨病。这是因为确定了病名,便可以根据该病的一般演变规律而提示常见的证型,因而是在辨病的基础上进行辨证。当疾病的本质尚反映得不够充分时则应先辨证,这样做不仅有利于当前的治疗,并且通过对证变化的观察,有利于对疾病本质的揭示,从而确定病名。无论使用哪一种方法,都要根据临床的具体情况酌情进行选择,从而提高临床治疗效果。只强调辨证而忽视辨病,或者只根据病决定治法进行治疗,而不根据证选择合适的治疗手段,都是不恰当的。在临床实践中不但不能收到良好的治疗效果,反而会因为分辨不清而使治疗效果下降,甚至会加重病情。

三、局部与整体相结合

局部与整体相结合是运用刮痧疗法的基本原则之一。整体观是中医学理论中的重要原则之一。人体是一个有机整体,是由各个功能、组织结构不同的部分组成的,构成人体的各个组成部分之间、各个结构之间在功能上是相互协调、相互为用的。在病理上,各部分之间也是相互影响的,一个功能结构发生病变,可能会影响其他一个或多个功能结构。这种机体整体性的形成,是以五脏为中心,配以六腑,通过经络系统"内属于脏腑,外络于肢节"的作用而实现的。由于五脏对于精、气、神的主导作用,全身统一而和谐的生命活动得以顺利完成。因此,身体任何局部的病变都应当被看作是全身的,特别是五脏的病理变化。

现代刮痧疗法也是在中医学的这种整体观念的指导下治疗疾病的。刮痧疗法既重视局部病变和与之相关的脏腑经络,又不忽视病变的脏腑、经络对其他脏腑的影响。人体是一个有机的整体,治疗局部的病变,必须从整体出发,才能采取适当的措施。如心开窍于舌,心与小肠相表里,故可以用泻法刮拭小肠经的穴位治疗心火上炎的口舌糜烂;耳鸣、耳聋之类的耳病常被看作是肾精不足或肝胆湿热的表现,而补益肾精或清除肝胆湿热多能够获得满意的疗效。因此,在刮痧治疗当中,必须摒弃针对局部病变的局部治疗,如"头痛医头,脚痛医脚"之类,既要刮拭患部的"点""线""面",又要刮拭相关的"点""线""面",将局部治疗与整体调节结合起来,才能使疗效稳定、持久。如治疗寒湿腰痛,除首先刮拭大椎、大杼等穴外,再用泻法刮拭阿是穴,足太阳膀胱经的肾俞、膀胱俞、承扶、殷门、委中、合阳、承筋、飞扬等穴,并刮相应的夹脊穴和手太阳小肠经的后溪以散寒除湿、疏通经络,待腰痛好转,继续用补法刮拭督脉的命门、腰阳关、腰俞、人中和足少阴肾经的太溪,以补肾壮腰,巩固疗效。只有将局部与整体有机地结合起来,才能获得显著的疗效。

在刮痧治疗当中,还要考虑到自然和社会环境对人体的影响,只有这样,才能够统领全局,从一个整体的角度认识、治疗疾病,通过对整体的刮拭,调节人的整体生理活动,促使疾病痊愈。

四、刮拭与药物相结合

刮痧是中医治疗的方法之一,属于非药物的自然疗法,但其与其他药物疗法并不矛盾,可以根据病情与药物疗法配合应用,更好地发挥其治疗、保健作用。刮拭与药物相结合包含以下两方面的内容。①刮痧与外用药结合,即将活血止痛、消炎散结的药物经过科学方法提炼、配制成辅助药液,涂敷于刮痧部位,因药物有改善血液循环、促进新陈代谢、抗炎消肿止痛的作用,故可大大增强刮痧效果。②刮痧和内服药结合,一般在刮痧后嘱患者饮用温开水,以助机体排毒驱邪,如将内服中药与刮痧结合,以刮疗促进药物治疗迅速见效,以药物治疗助刮疗效果持久。具体说来,可以遵循以下几条原则。

(1)急性病症最好加用药物治疗。如由急性传染性疾病、感染性疾病引起的发热,应当配合使用抗生素进行治疗。急性心脑血管疾病、各种急腹症、各种急危重症,一定要采用综合疗法进行治疗,不可单纯使用刮痧疗法,以免贻误病情,造成严重的后果。

(2)慢性疾病或疑难杂症应当在使用药物的同时配合刮痧疗法。如先天不足、后天失调的各种慢性疾病和一些久治不愈的疑难杂症,在进行药物治疗或是饮食调理的同时,可以配合使用刮痧疗法,全方位、多角度地治疗疾病,有助于提高机体的驱邪能力,从而促使疾病痊愈。

(3)对于病因明确的慢性疾病或是疑难杂症,在经过刮痧取得一定治疗效果之后,可以减少某些药物的服用剂量,但有一点必须注意,就是一定要在医生的指导下进行,尤其是减用激素类、降糖类以及强心类药物的时候,如果自行加减药物剂量,可能会严重影响病情,不但不能促使疾病痊愈,反而有可能加重病情,使其向着更坏的方向发展。

附:刮痧疗法的中医学基础

刮痧疗法是以中医基础理论为指导的,在系统了解中医相关基础知识之后,根据经络、脏腑的关系辨证选取治疗所需要的穴位,比起传统民间刮痧疗法,其实际效果也会更好。

一、腧穴学基础

(一)基本概念

腧穴是人体脏腑经络气血输注于体表的部位,是刮痧、针灸、拔罐等的施术部位。在临床上要正确运用刮痧疗法治疗疾病,必须掌握好主要腧穴的定位、归经、主治等基本知识。

腧穴分为十四经穴、奇穴、阿是穴三类。

十四经穴 十四经穴为位于十二经脉和任、督二脉的腧穴,简称"经穴"。因经穴分布在十四经脉的循行线上,故与经脉关系密切,它不仅可以反映本经经脉及其所属脏腑的病症,也可以反映与本经经脉所联系的其他经脉、脏腑的病症,同时又是刮痧、针灸、拔罐施治的部位,是治疗的基础。

奇穴 奇穴是指未能归属于十四经脉的腧穴,它既有特定的穴名,又有明确的位置,因有奇效故被称为"奇穴",又称"经外奇穴"。这些腧穴对某些病症具有特殊的治疗作用。因奇穴居人体部位不同,故其分布也不尽相同。有些位于经脉线外,如中泉、中魁;有些位于经脉线内,如肘尖;还有穴位组合之奇穴,如四神聪、四缝等穴。

阿是穴 阿是穴又称压痛点,因按压痛处时,患者会发出"啊"的一声,故名为"阿是",因为其没有固定的部位,故又称"不定穴""天应穴"等。这一类腧穴既无具体名称,又无固定位置,而是以压痛点或其他反应点作为定穴部位。阿是穴多位于病变的附近,如果在阿是穴处进行刮痧,有时效果特别显著,故在刮痧疗法中选用其的频率很高。

　　特定穴　特定穴是指十四经上具有特殊治疗作用的经穴。特定穴是临床中最常用的穴位,由于这类腧穴的分布和作用不同,因此各有特定的名称和含义。下面简要介绍其基本概念。特定穴主要有五输穴,即手三阴、三阳经和足三阴、三阳经在肘、膝关节以下各有五个重要腧穴。俞穴是脏腑经气输注于背腰部的腧穴,募穴是脏腑经气汇聚于胸腹部的腧穴,它们均分布于躯干部,与脏腑有密切关系。原穴是脏腑原气所过和留止的部位,十二经脉在腕、踝关节附近各有一个原穴,古名"十二原"。络脉在由经脉别出的部位各有一个腧穴,称为络穴,十二经的络穴皆位于四肢肘、膝关节以下,加之任脉络穴鸠尾位于腹,督脉络穴长强位于尾骶部,脾之大络大包位于胸胁部,共十五穴,故又称"十五络穴"。郄穴是各经经气深集的部位,十二经脉及阴阳跷、阴阳维脉各有一个郄穴,共十六个郄穴,多分布于四肢肘、膝关节以下。下合穴又称六腑下合穴,是六腑经脉合于下肢三阳经的六个腧穴。下合穴主治六腑疾患,主要分布于下肢膝关节附近。八会穴是指脏、腑、气、血、筋、脉、骨、髓等精气所汇集的八个腧穴,分布于躯干部和四肢部。奇经八脉与十二正经脉气相通的八个腧穴称为八脉交会穴,这八个穴位主要分布于肘、膝关节以下。两条或两条以上的经脉在循行过程中相互交叉会合,位于会合部位的腧穴称为交会穴,多分布于躯干部。

　　(二)腧穴的定位方法

　　在刮痧治疗过程中,治疗效果的好坏与选穴及定位是否准确有直接关系。因此,准确掌握选取穴位的方法非常重要。常用的穴位定位方法主要有骨度分寸定位法、体表解剖标志定位法、同身寸定位法和简便取穴法四种。

1. 骨度分寸法

骨度分寸法是以骨节为主要标志测量周身各部大小、长短,并依其比例折算尺寸作为定穴标准的方法。常用的骨度分寸法如下。

头部 前发际正中至后发际正中为12寸(直寸),如前后发际不明显,从眉心量至大椎穴为18寸,眉心至前发际为3寸,大椎穴至后发际为3寸,耳后两完骨(乳突)之间为9寸(横寸)。本法适用于量头部的横寸。

胸腹部 天突至歧骨(剑胸结合中点)为9寸(直寸),胸部与肋部取穴用直寸,"天突"指穴名的部位。歧骨至脐中为8寸,脐中至耻骨联合上缘为5寸;两乳头之间为8寸(横寸),胸腹部取穴的横寸,可根据两乳头之间的距离折量。女性可用左右缺盆之间的宽度来代替两乳头之间的横寸。

背腰部 大椎以下至尾骶共21椎(直寸),背部腧穴根据脊椎定穴。一般临床取穴,肩胛骨下角相当于第7胸椎,髂嵴相当于第16椎(第4腰椎棘突),两肩胛骨脊柱缘之间为6寸(横寸)。

上肢部 腋前纹头至肘横纹为9寸(直寸),用于手三阴、手三阳经的骨度分寸;肘横纹至腕掌侧远端横纹为12寸。

侧胸部 腋以下至季胁为12寸(直寸),"季胁"指第11肋端,季胁以下至髀枢为9寸(直寸)。"髀枢"指股骨大转子。

下肢部 横骨上廉至内辅骨上廉(股骨内髁上缘)为18寸(直寸),内辅骨下廉(胫骨内髁下缘)至内踝尖为13寸,髀枢至膝中为19寸(直寸),用于足三阴经的骨度分寸。"膝中"的水平线,前面相当于犊鼻处,后面相当于委中处。臀沟至膝中为14寸,膝中至外踝尖为16寸,内踝尖至足底为3寸。

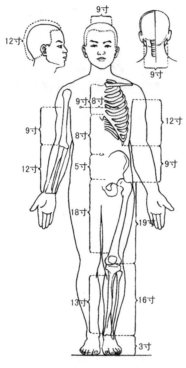

常用骨度分寸示意图

2. 体表解剖标志定位法

体表解剖标志定位法是以人体解剖学的各种体表标志为依据来确定腧穴位置的方法。体表解剖标志可分为固定标志和活动标志两类。

固定标志　固定标志指由骨节和肌肉所形成的突起或凹陷、五官轮廓、发际、指（趾）甲、乳头、脐窝等，是在自然姿势下可见的标志，可以借助这些标志确定腧穴的位置。如于腓骨头前下方定阳陵泉；于三角肌尖端部定臂臑；于目内眦角稍上方定睛明；于两眉之间定印堂；于鼻尖定素髎；于脐中定神阙；于两乳头连线中点定膻中；于耻骨联合上缘中点定曲骨；于足内踝尖上3寸，胫骨内侧缘后方定三阴交；于眉头定攒竹；于脐中旁2寸定天枢等。此外，两肩胛冈的连线恰通过第3胸椎棘突，肩胛骨下角平对第7

胸椎棘突,第 12 浮肋端约平第 2 腰椎棘突下,髂嵴高点约平第 4、5 腰椎棘突间,骶管裂孔约平臀纹头,可将此作为确定背腰部腧穴的标志。

活动标志　活动标志指各部的关节、肌肉、肌腱、皮肤随着活动而出现的空隙、凹陷、皱褶、尖端等,是在活动姿势下才会出现的标志,据此亦可确定腧穴的位置。如在耳屏与下颌关节之间微张口呈凹陷处取听宫;下颌角前上方约 1 横指当咀嚼时咬肌隆起,按之凹陷处取颊车等。

常用的体表解剖标志如下。

第 7 颈椎棘突:颈后隆起最高且能随头旋转而转动者为第 7 颈椎棘突。

眉间:两眉毛内侧头连线的中点处。

前发际正中:头部有头发部位的前缘正中。

后发际正中:头部有头发部位的后缘正中。

额角:前发际额部曲角处,即头部有头发部位的前缘与鬓角直上发缘的相交处。

喉结:即喉头凸起处。

瞳孔:端正坐位,向前平视,瞳孔中央。

胸骨上窝:胸骨切迹上方的凹陷处,即喉头下方直下与胸骨上端相交处。

剑胸结合中点:胸骨体和剑突的结合部。

髂前上棘:髂骨嵴前部的上方突起处。

髂后上棘:髂骨嵴后部的上方突起处。

髂嵴高点:髂骨上方最高处。

脐中:肚脐的正中即是。

肩胛骨下角:位于肩胛骨的最下方。

肩胛冈根部点:肩胛骨内侧缘近脊柱侧点。

肩峰角:肩峰外侧缘与肩胛内连续处。

腋前纹头:上臂下垂时,腋窝皱襞前端纹路的消失处。

腋后纹头:上臂下垂时,腋窝皱襞后端纹路的消失处。

肘横纹头:屈肘时,前臂与上臂间纹路的消失处。

腘窝横纹:膝关节后腘窝处横纹。

臀横纹:臀与大腿的移行部。

胫骨粗隆:小腿骨上端的隆起处。

胫骨内侧髁下缘:小腿骨上端内侧隆起的下缘。

内踝尖:内踝向内侧凸起的最高点。

外踝尖:外踝向外侧凸起的最高点。

3. 同身寸定位法

同身寸定位法是以患者的手指为比量标准来定取穴位的方法。由于选取的手指不同,节段不同,本法可分为以下几种。

中指同身寸　以患者的中指中节屈曲时内侧两端纹头之间的距离作为 1 寸,可用于四肢部取穴的直寸和背部取穴的横寸。

拇指同身寸　以患者拇指的指间关节的宽度作为 1 寸,亦适用于四肢部的直寸取穴。

横指同身寸　又名"一夫法",令患者将示指、中指、环指和小指并拢,以中指中节横纹处为准,将其四指的宽度作为 3 寸。

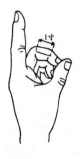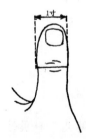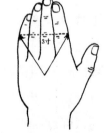

中指同身寸　　　拇指同身寸　　　横指同身寸

同身寸定位法

4. 简便取穴法

此法是临床上一种简便易行的方法。如自然下垂双手,掌心贴于大腿时,于中指尖所指凹陷中取风市;两手虎口自然平直交叉,在示指端到达处取列缺等穴。

（三）腧穴的主治作用

腧穴的主治作用一般分为三类,即近治作用、远治作用和特殊作用。近治作用是所有腧穴主治作用中都具有的共同特点,凡是腧穴均能治疗该穴所在部位及邻近组织、器官的疾病。远治作用是十四经腧穴主治作用的基本规律,在十四经腧穴中,尤其是十二经脉在四肢肘、膝关节以下的腧穴,不仅能用于治疗局部病症,而且能用于治疗本经循行所涉及的相隔较远部位的组织、器官、脏腑的病症,甚至具有治疗全身疾患的作用。特殊作用是在大量临床实践中取得的经验。在针刺某些腧穴时,对机体的不同状态,可起到双向的良性调节作用,如泄泻时,针刺天枢能止泻;便秘时,针刺天枢又能通便。此外,腧穴的治疗作用还具有相对的特异性,如大椎可用于退热,至阴可用于矫正胎位等,均是其特殊的治疗作用。

（四）十二经腧穴简介

1. 手太阴肺经

本经一侧有 11 个穴位。其中 9 个穴位分布在上肢内侧面桡侧,2 个穴位在前胸上部,依次为中府（肺募）、云门、天府、侠白、尺泽（合）、孔最（郄）、列缺（络）、经渠（经）、太渊（输、原）、鱼际（荥）、少商（井）。本经腧穴主治呼吸系统病症和本经脉所经过部位的病症,如咳嗽、喘息、咳血、胸闷、胸痛、咽喉肿痛、外感风寒及上肢内侧前缘疼痛等。

2. 手阳明大肠经

本经一侧有 20 个穴位。15 个穴位分布在上肢背面的桡侧,5 个穴位在颈、面部。首穴商阳,末穴迎香,依次为商阳(井)、二间(荥)、三间(输)、合谷(原)、阳溪(经)、偏历(络)、温溜、下廉、上廉、手三里、曲池(合)、肘髎、手五里、臂臑、肩髃、巨骨、天鼎、扶突、口禾髎、迎香。本经腧穴主治眼、耳、口、牙、鼻、咽喉等器官的病症,胃肠疾病等腹部疾病,热病和本经脉所经过部位的病症,如头痛、牙痛、咽喉肿痛、各种鼻病、泄泻、便秘、痢疾、腹痛、上肢屈侧外缘疼痛等。

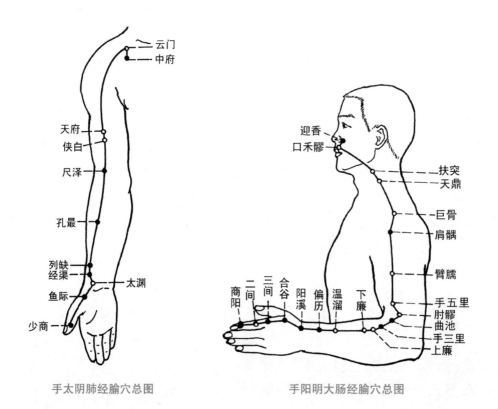

手太阴肺经腧穴总图　　　　　手阳明大肠经腧穴总图

3.足阳明胃经

本经一侧有 45 个穴位。15 个穴位分布在下肢的前外侧面,30 个穴位在腹、胸部和头面部。依次为承泣、四白、巨髎、地仓、大迎、颊车、下关、头维、人迎、水突、气舍、缺盆、气户、库房、屋翳、膺窗、乳中、乳根、不容、承满、梁门、关门、太乙、滑肉门、天枢、外陵、大巨、水道、归来、气冲、髀关、伏兔、阴市、梁丘、犊鼻、足三里、上巨虚、条口、下巨虚、丰隆、解溪、冲阳、陷谷、内庭、厉兑。本经腧穴可用于治疗消化系统、神经系统、呼吸系统、循环系统的病症,头、眼、鼻、口、齿等器官的病症和本经脉所经过部位的病症,如胃痛、腹胀、呕吐、泄泻、鼻出血、牙痛、口眼㖞斜、咽喉肿痛、热病、神志病及经脉循行部位的疼痛等。

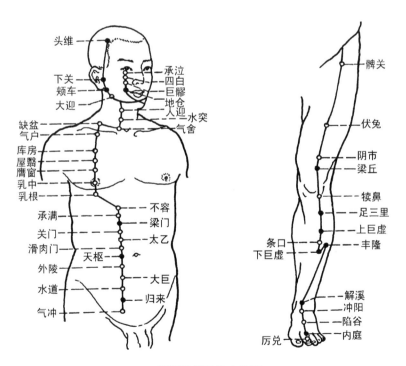

足阳明胃经腧穴总图

4.足太阴脾经

本经一侧有21个穴位。11个穴位分布在下肢内侧面,10个穴位分布在侧胸腹部。首穴隐白,末穴大包,依次为隐白(井)、大都(荥)、太白(输、原)、公孙(络)、商丘(经)、三阴交(足三阴之会)、漏谷、地机(郄)、阴陵泉(合)、血海、箕门、冲门、府舍、腹结、大横、腹哀、食窦、天溪、胸乡、周荣、大包(脾之大络)。本经腧穴可用于治疗消化系统病症,如胃脘痛、恶心呕吐、嗳气、腹胀、便溏、黄疸、身重无力、舌根强痛及下肢内侧肿痛、厥冷等。

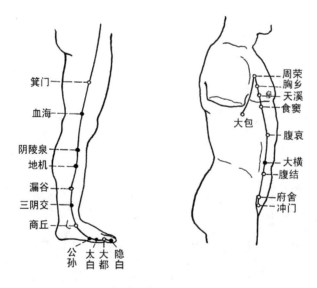

足太阴脾经腧穴总图

5.手少阴心经

本经一侧有9个穴位。1个穴位在腋窝部,8个穴位在上肢掌侧面的尺侧。依次为极泉、青灵、少海、灵道、通里、阴郄、神门、少府、少冲。本经腧穴主治胸、心、循环系统的病症,神经系统病症及经脉循行所过部位的病症,如心痛、心悸、失眠、咽干、口渴、癫狂及上肢内侧后缘疼痛等。

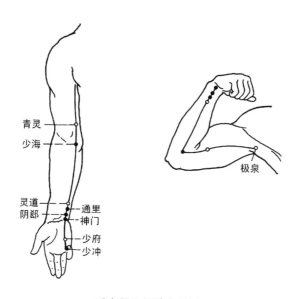

手少阴心经腧穴总图

6. 手太阳小肠经

本经一侧有 19 个穴位。8 个穴位分布在上肢背面的尺侧,11 个穴位位于肩、颈、面部。首穴为少泽,末穴为听宫,依次为少泽、前谷、后溪、腕骨、阳谷、养老、支正、小海、肩贞、臑俞、天宗、秉风、曲垣、肩外俞、肩中俞、天窗、天容、颧髎、听宫。本经腧穴主治小肠与胸、心、咽喉病症,神经系统的病症,头、颈、眼、耳的病症,热病和本经脉所经过部位的病症,如少腹痛、腰脊痛引睾丸、耳聋、目黄、咽喉肿痛、癫狂及肩臂外侧后缘痛。

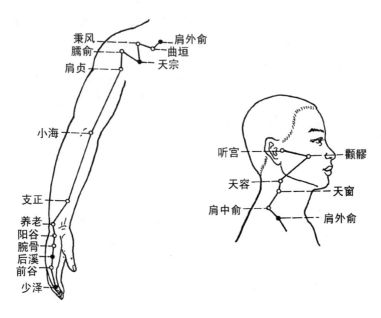

手太阳小肠经腧穴总图

7.足太阳膀胱经

本经一侧有 67 个穴位,其中 49 个穴位分布在头面部、项背部和腰背部,18 个穴位分布在下肢后面的正中线上和足的外侧部。首穴睛明,末穴至阴。依次为睛明、攒竹、眉冲、曲差、五处、承光、通天、络却、玉枕、天柱、大杼、风门、肺俞、厥阴俞、心俞、督俞、膈俞、肝俞、胆俞、脾俞、胃俞、三焦俞、肾俞、气海俞、大肠俞、关元俞、小肠俞、膀胱俞、中膂俞、白环俞、上髎、次髎、中髎、下髎、会阳、承扶、殷门、浮郄、委阳(三焦下合)、委中(合)、附分、魄户、膏肓、神堂、譩譆、膈关、魂门、阳纲、意舍、胃仓、肓门、志室、胞肓、秩边、合阳、承筋、承山、飞扬(络)、跗阳、昆仑(经)、仆参、申脉、金门(郄)、京骨(原)、束骨(输)、足通谷(荥)、至阴(井)。本经腧穴主治泌尿生殖系统、神经系统、呼吸系统、循环系统、消化系统的病症及本经所过部位的病症。例如:癫痫、头痛、目疾、鼻病、遗尿、小便不利及下肢后侧部位的疼痛等症。

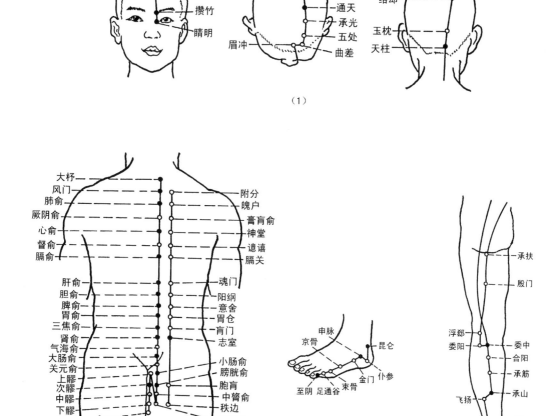

（1）

（2） （3）

足太阳膀胱经腧穴总图

8.足少阴肾经

本经一侧有 27 个穴位,其中 10 个穴位分布在下肢内侧,17 个穴位分布在胸腹部前正中线的两侧。首穴涌泉,末穴俞府,依次为涌泉(井)、然谷(荥)、太溪(输、原)、大钟(络)、水泉(郄)、照海、复溜(经)、交信、筑宾、阴谷(合)、横骨、大赫、气穴、四满、中注、肓俞、商曲、石关、阴都、腹通谷、幽门、步廊、神封、灵墟、神藏、彧中、俞府。本经腧穴可主治泌尿生殖系统、神经系统、呼吸系统、消化系统、循环系统等的病症和本经所过部位的病症，如遗精、阳痿、带下、月经不调、哮喘、泄泻及下肢内侧疼痛等症。

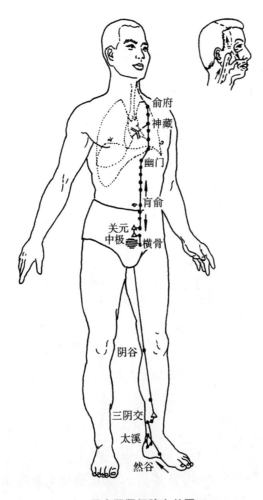

足少阴肾经腧穴总图

9. 手厥阴心包经

本经一侧有 9 个穴位,其中 8 个穴位分布在上肢掌面,1 个穴位在前胸上部。首穴天池,末穴中冲,依次为天池、天泉、曲泽(合)、郄门(郄)、间使(经)、内关(络)、大陵(输、原)、劳宫(荥)、中冲(井)。本经腧穴主治胸部、心血管系统、神经系统和本经经脉所经过部位的病症,如心痛、心悸、心胸烦闷、癫狂、呕吐、热病、疮病及肘臂挛痛等。

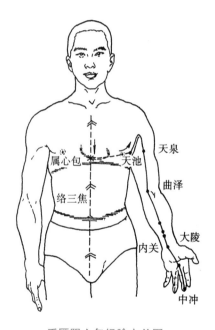

手厥阴心包经腧穴总图

10. 手少阳三焦经

本经一侧有 23 个穴位。其中有 13 个穴位分布在上肢背面,10 个穴位在颈部、耳翼后缘、眉毛外端。首穴关冲,末穴丝竹空,依次为关冲(井)、液门(荥)、中渚(输)、阳池(原)、外关(络)、支沟(经)、会宗(郄)、三阳络、四

渎、天井(合)、清冷渊、消泺、臑会、肩髎、天髎、天牖、翳风、瘈脉、颅息、角
孙、耳门、耳和髎、丝竹空。本经腧穴主治热病、头面五官病症和本经经脉
所过部位的病症,如头痛、耳聋、耳鸣、目赤肿痛、颊肿、水肿、小便不利、遗
尿以及肩臂外侧疼痛等症。

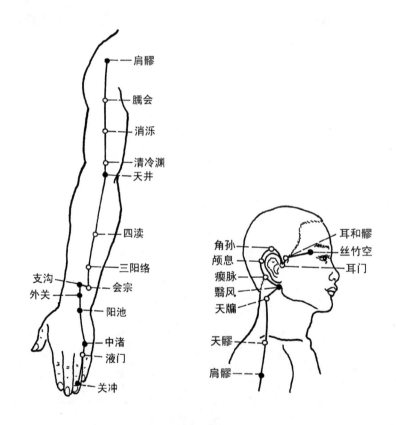

手少阳三焦经腧穴总图

11. 足少阳胆经

本经一侧有44个穴位。15个穴位分布在下肢的外侧面,29个穴位在
臀、侧胸、侧头部。首穴瞳子髎,末穴足窍阴,依次为瞳子髎、听会、上关、颔
厌、悬颅、悬厘、曲鬓、率谷、天冲、浮白、头窍阴、完骨、本神、阳白、头临泣、

目窗、正营、承灵、脑空、风池、肩井、渊腋、辄筋、日月（胆募）、京门、带脉、五枢、维道、居髎、环跳、风市、中渎、膝阳关、阳陵泉（合）、阳交、外丘（郄）、光明（络）、阳辅（经）、悬钟、丘墟（原）、足临泣（输）、地五会、侠溪（荥）、足窍阴（井）。本经腧穴主治头面五官病症、神志病、热病以及本经经脉所经过部位的病症。例如：口苦、目眩、头痛、颌痛、腋下肿、胸胁痛、缺盆部肿痛、下肢外侧疼痛等。

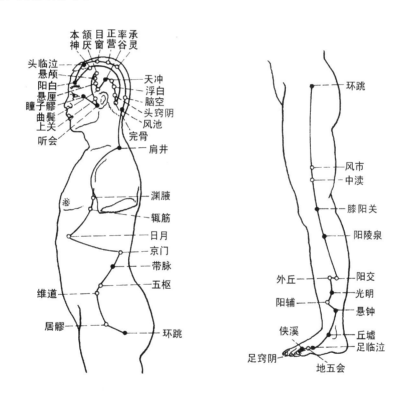

足少阳胆经腧穴总图

12.足厥阴肝经

本经一侧有 14 个穴位，其中 2 个穴位分布于胸腹部，12 个穴位在下肢部。首穴大敦，末穴期门，依次为大敦（井）、行间（荥）、太冲（输、原）、中封

（经）、蠡沟（络）、中都（郄）、膝关、曲泉（合）、阴包、足五里、阴廉、急脉、章门（脾募）、期门（肝募）。本经腧穴主治肝胆病症，泌尿生殖系统、神经系统、眼科和本经经脉所过部位的疾病，如胸胁痛、少腹痛、疝气、遗尿、小便不利、遗精、月经不调、头痛目眩、下肢痹痛等症。

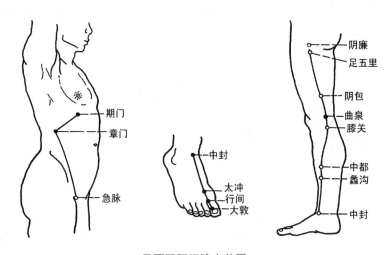

足厥阴肝经腧穴总图

二、常用腧穴的位置和主治的病症

头面部腧穴

上星 Shàngxīng

定位：在头部，前发际正中直上1寸。

主治：鼻炎，鼻出血，头痛，目疾。

头维 Tóuwéi

定位：在头部，额角发际直上0.5寸，头正中线旁开4.5寸。

主治:偏头痛,头晕目眩,流泪,眼睑瞤动。

神庭 Shéntíng

定位:在头部,前发际正中直上 0.5 寸。

主治:前头痛,眩晕,失眠,鼻炎,癫痫,惊悸。

百会 Bǎihuì

定位:在头部,前发际正中直上 5 寸;或折耳,两耳尖向上连线的中点处。

主治:头痛,眩晕,高血压,脱肛。

四神聪 Sìshéncōng

定位:在头顶部,当百会前、后、左、右各旁开 1 寸,共 4 穴。

主治:头痛,眩晕,失眠健忘,大脑发育不全,癫痫。

囟会 Xìnhuì

定位:在头部,前发际正中直上 2 寸(百会前 3 寸)。

主治:头痛,眩晕,鼻病,小儿惊风。

通天 Tōngtiān

定位:在头部,前发际正中直上 4 寸,旁开 1.5 寸。

主治:头痛,头重,眩晕,鼻病。

前顶 Qiándǐng

定位:在头部,前发际正中直上 3.5 寸(百会前 1.5 寸)。

主治:头痛,眩晕,小儿惊风,颜面红肿。

头临泣 Tóulínqì

定位:在头部,前发际上 0.5 寸,瞳孔直上。或两目平视,瞳孔直上,正当神庭与头维弧形连线(其弧度与前发际弧度相应)的中点处。

主治:头痛,目眩,流泪,鼻塞,小儿惊风。

本神 Běnshén

定位:在头部,前发际上0.5寸,头正中线旁开3寸,神庭与头维弧形连线(其弧度与前发际弧度相应)的内2/3与外1/3的交点处。

主治:头痛,目眩,癫痫,项强,吐涎沫。

颔厌 Hànyàn

定位:在头部,从头维至曲鬓的弧形连线(其弧度与鬓发弧度相应)的上1/4与下3/4的交点处。

主治:偏头痛,耳鸣,目眩,鼻炎,齿痛,癫痫,面神经麻痹。

悬颅 Xuánlú

定位:在头部,从头维至曲鬓的弧形连线(其弧度与鬓发弧度相应)的中点处。

主治:偏头痛,面部浮肿,牙痛,神经衰弱。

悬厘 Xuánlí

定位:在头部,从头维至曲鬓的弧形连线(其弧度与鬓发弧度相应)的上3/4与下1/4的交点处。

主治:偏头痛,面肿,目外眦痛,耳鸣,上齿痛。

曲鬓 Qūbìn

定位:在头部,耳前鬓角发际后缘与耳尖水平线的交点处。

主治:头痛,齿痛,牙关紧闭,张口困难,暴喑。

角孙 Jiǎosūn

定位:在头部,耳尖正对发际处。

主治:颊肿,耳鸣,目翳。

率谷 Shuàigǔ

定位:在头部,耳尖直上入发际1.5寸。

主治:偏头痛,眩晕,小儿惊风。

天冲 Tiānchōng

定位:在头部,耳根后缘直上,入发际2寸,率谷之后0.5寸。

主治:头痛,齿龈肿痛,瘿气,癫痫。

浮白 Fúbái

定位:在头部,耳后乳突的后上方,从天冲至完骨的弧形连线(其弧度与耳郭弧度相应)的上1/3与下2/3交点处。

主治:头痛,颈项强痛,耳鸣,齿痛。

头窍阴 Tóuqiàoyīn

定位:在头部,耳后乳突的后上方,从天冲至完骨的弧形连线(其弧度与耳郭弧度相应)的上2/3与下1/3交点处。

主治:头痛,耳鸣,耳聋,颈项强痛,瘿气。

完骨 Wángǔ

定位:在头部,耳后乳突后下方的凹陷处。

主治:头痛,颈项强痛,颊肿,喉痹,面神经麻痹,腮腺炎。

瞳子髎 Tóngzǐliáo

定位:在面部,目外眦外侧0.5寸的凹陷中。

主治:头痛,目痛,目赤,口眼㖞斜,三叉神经痛,角膜炎。

上关 Shàngguān

定位:在面部,颧弓上缘中央的凹陷中。

主治:偏头痛,上齿痛,面瘫。

下关 Xiàguān

定位:在面部,颧弓下缘中央与下颌切迹之间的凹陷中。

主治:耳聋,耳鸣,牙痛,下颌关节炎,面瘫。

阳白 Yángbái

定位：在头部，眉上 1 寸，瞳孔直上。

主治：面瘫，头痛，眼疾等。

丝竹空 Sīzhúkōng

定位：在面部，眉梢的凹陷处。

主治：目眩，目赤肿痛，眼睑瞤动，偏头痛，齿痛，癫痫。

耳门 Ěrmén

定位：在耳区，耳屏上切迹与下颌骨髁突之间的凹陷中。

主治：耳鸣，耳聋，聤耳，齿痛。

听宫 Tīnggōng

定位：在面部，耳屏正中与下颌骨髁突之间的凹陷中。

主治：耳鸣，耳聋，聤耳，齿痛，失声，癫狂痫证。

听会 Tīnghuì

定位：在面部，耳屏间切迹与下颌骨髁突之间的凹陷中。

主治：耳聋，耳鸣，聤耳，齿痛，口眼㖞斜，面痛，头痛，中风。

脑户 Nǎohù

定位：在头部，枕外隆凸上缘的凹陷中。

主治：头重头痛，面赤目黄，眩晕。

颧髎 Quánliáo

定位：在面部，颧骨下缘，目外眦直下的凹陷中。

主治：口眼㖞斜，眼睑瞤动，齿痛，唇肿。

大迎 Dàyíng

定位：在面部，下颌角前方，咬肌附着部前缘的凹陷中，面动脉搏动处。

主治：牙关紧闭，齿痛，口眼㖞斜，颊肿，面痛。

颊车 Jiáchē

定位:在面部,下颌角前上方一横指(中指)处。或沿下颌角角
　　平分线上一横指,闭口咬紧牙时咬肌隆起,放松时按之有
　　凹陷处。

主治:下牙痛,颊肿,面瘫,三叉神经痛。

攒竹 Cuánzhú

定位:在面部,眉头凹陷中,额切迹处。

主治:头痛,近视,眼睑下垂,视物不清,眉棱骨痛,面瘫。

睛明 Jīngmíng

定位:在面部,目内眦内上方眶内侧壁的凹陷中。

主治:各种眼疾,面瘫。

迎香 Yíngxiāng

定位:在面部,鼻翼外缘中点旁,鼻唇沟中。

主治:各种鼻疾,面瘫,胆道蛔虫。

四白 Sìbái

定位:在面部,眶下孔处。

主治:各种目疾,面瘫,三叉神经痛。

地仓 Dìcāng

定位:在面部,口角旁开0.4寸(指寸)。

主治:口眼㖞斜,口角瞤动,齿痛,流泪,唇缓不收。

口禾髎 Kǒuhéliáo

定位:在面部,横平人中沟上1/3与下2/3交点,鼻孔外缘直下。

主治:口角㖞斜,鼻塞不通,鼻衄。

鱼腰 Yúyāo

定位:在头部,瞳孔直上,眉毛中。

主治:眼睑瞤动,眼睑下垂,眉棱骨痛。

巨髎 Jùliáo

定位:在面部,横平鼻翼下缘,瞳孔直下。

主治:口眼㖞斜,眼睑瞤动,鼻衄,齿痛,面痛。

承泣 Chéngqì

定位:在面部,眼球与眶下缘之间,瞳孔直下。

主治:眼睑瞤动,目赤肿痛,夜盲,口眼㖞斜,迎风流泪。

水沟 Shuǐgōu

定位:在面部,人中沟的上 1/3 与中 1/3 交点处。

主治:昏迷,晕厥,癫狂痫证,中暑,惊风,面瘫,急性腰扭伤。

承浆 Chéngjiāng

定位:在面部,颏唇沟的正中凹陷处。

主治:口眼㖞斜,流涎,牙龈肿痛,癫狂痫证。

太阳 Tàiyáng

定位:在头部,眉梢与目外眦之间,向后约一横指的凹陷中。

主治:头痛,眼疾,面瘫。

印堂 Yìntáng

定位:在头部,两眉毛内侧端中间的凹陷中。

主治:小儿急、慢性惊风,头痛,头晕,鼻渊,鼻衄,目赤肿痛。

金津 Jīnjīn

定位:在口腔内,舌下系带左侧的静脉上。

主治:舌强,舌肿,口疮,喉痹,呕吐,糖尿病,腹泻,失语。

玉液 Yùyè

定位:在口腔内,舌下系带右侧的静脉上。

主治:舌强,舌肿,口疮,喉痹,呕吐,糖尿病,腹泻,失语。

颈项部腧穴

风池 Fēngchí

定位:在颈后区,枕骨之下,胸锁乳突肌上端与斜方肌上端之间
的凹陷处。

主治:感冒,头痛,头晕,颈项强痛,眼疾,高血压。

风府 Fēngfǔ

定位:在颈后区,枕外隆凸直下,两侧斜方肌之间的凹陷中。

主治:头痛,头晕,颈项强痛,咽喉肿痛,精神分裂症。

哑门 Yǎmén

定位:在颈后区,第2颈椎棘突上际的凹陷中,后发际线上。

主治:舌强不语,暴喑,颈项强急,脊强反折,癫痫。

翳风 Yìfēng

定位:在颈部,耳垂后方,乳突下端前方的凹陷中。

主治:耳鸣,耳聋,口眼㖞斜,牙关紧闭,齿痛,颊肿。

天柱 Tiānzhù

定位:在颈后区,横平第2颈椎棘突上际,斜方肌外缘的凹陷中。

主治:头痛,项强,颈椎病,肩背痛,癫狂痫证。

人迎 Rényíng

定位:在颈部,横平喉结旁,胸锁乳突肌前缘,颈总动脉搏动处。

主治:咽喉肿痛,高血压,头痛,甲状腺肿,喘息,偏瘫,瘰疬。

廉泉 Liánquán

定位:在颈前区,喉结上方,舌骨上缘的凹陷中,前正中线上。

主治:喑哑,舌强不语,吞咽困难,流涎。

水突 Shuǐtū

定位:在颈部,横平环状软骨,胸锁乳突肌前缘。

主治:咽喉肿痛,呃逆,哮喘,咳逆上气。

气舍 Qìshè

定位:在胸锁乳突肌区,锁骨上小窝,锁骨胸骨端上缘,胸锁乳突肌胸骨头与锁骨头中间的凹陷中。

主治:咽喉肿痛,哮喘,项强。

天鼎 Tiāndǐng

定位:在颈部,横平环状软骨,胸锁乳突肌后缘。

主治:咽喉肿痛,气哽,扁桃体炎,瘰疬。

天突 Tiāntū

定位:在颈前区,胸骨上窝中央,前正中线上。

主治:咳嗽,气喘,咽喉肿痛,吞咽不利,甲状腺肿。

扶突 Fútū

定位:在胸锁乳突肌区,横平喉结,胸锁乳突肌前、后缘之间。

主治:咳嗽气喘,咽喉肿痛,暴喑,瘿气,瘰疬。

天容 Tiānróng

定位:在颈部,下颌角后方,胸锁乳突肌前缘的凹陷中。

主治:耳鸣、耳聋,咽喉肿痛,颈项强痛。

天窗 Tiānchuāng

定位:在颈部,横平喉结,胸锁乳突肌的后缘。

主治:耳鸣,耳聋,咽喉肿痛,暴喑,颈项强痛,瘾疹,癫狂痫证。

胸腹部腧穴

俞府 Shūfǔ

定位:在胸部,锁骨下缘,前正中线旁开2寸。

主治:咳嗽,气喘,胸痛,呕吐,不嗜食。

彧中 Yùzhōng

定位:在胸部,第1肋间隙,前正中线旁开2寸。

主治:咳嗽,气喘,痰壅,胸胁胀满,不嗜食。

神藏 Shéncáng

定位:在胸部,第2肋间隙,前正中线旁开2寸。

主治:胸痛,咳嗽,气喘,烦满,呕吐,不嗜食。

灵墟 Língxū

定位:在胸部,第3肋间隙,前正中线旁开2寸。

主治:咳嗽,气喘,胸胁胀痛,呕吐,乳痈。

神封 Shénfēng

定位:在胸部,第4肋间隙,前正中线旁开2寸。

主治:胸胁胀满,咳嗽,气喘,呕吐,乳痈。

步廊 Bùláng

定位:在胸部,第5肋间隙,前正中线旁开2寸。

主治:胸痛,咳嗽,气喘,呕吐,不嗜食,乳痈。

肓俞 Huāngshū

定位:在腹部,脐中旁开0.5寸。

主治:腹痛绕脐,腹胀,便秘,月经不调,疝气。

中注 Zhōngzhù

定位：在下腹部，脐中下 1 寸，前正中线旁开 0.5 寸。

主治：月经不调，腰腹疼痛，便秘，泄泻，痢疾。

四满 Sìmǎn

定位：在下腹部，脐中下 2 寸，前正中线旁开 0.5 寸。

主治：月经不调，崩漏，带下，不孕，产后恶露不尽，遗精，小腹痛，
水肿。

气穴 Qìxué

定位：在下腹部，脐中下 3 寸，前正中线旁开 0.5 寸。

主治：奔豚（类似于胃肠神经症等），月经不调，小便不利，泄泻，
痢疾，腰脊痛。

大赫 Dàhè

定位：在下腹部，脐中下 4 寸，前正中线旁开 0.5 寸。

主治：阴挺，阳痿，遗精，带下。

中府 Zhōngfǔ

定位：在胸部，横平第 1 肋间隙，锁骨下窝外侧，前正中线旁开
6 寸。

主治：咳嗽，气喘，胸痛，胸中烦满，肩背痛，咽喉痛，腹痛，呕吐，
水肿。

天池 Tiānchí

定位：在胸部，第 4 肋间隙，前正中线旁开 5 寸。

主治：胸胁闷痛，咳嗽，气喘，痰鸣，乳汁不下，腋肿肢痛，目视不
明，心痛，瘰疬。

气户 Qìhù

定位：在胸部，锁骨下缘，前正中线旁开 4 寸。

主治:咳逆上气,喘息,胸胁支满,呃逆。

库房 Kùfáng

定位:在胸部,第 1 肋间隙,前正中线旁开 4 寸。

主治:咳逆上气,吐脓血痰,胸胁支满。

屋翳 Wūyì

定位:在胸部,第 2 肋间隙,前正中线旁开 4 寸。

主治:咳逆上气,吐脓血痰,皮肤痛不可近衣。

膺窗 Yīngchuāng

定位:在胸部,第 3 肋间隙,前正中线旁开 4 寸。

主治:胸满气短,乳痈。

乳根 Rǔgēn

定位:在胸部,第 5 肋间隙,前正中线旁开 4 寸。

主治:咳嗽,胸闷胸痛,胁肋痛,乳痈,乳汁少,噎膈。

大包 Dàbāo

定位:在胸外侧区,第 6 肋间隙,在腋中线上。

主治:胁肋痛,四肢无力,周身疼痛。

期门 Qīmén

定位:在胸部,第 6 肋间隙,前正中线旁开 4 寸。

主治:胸胁胀痛,胸中热,呕吐,呃逆,泄泻,咳喘,奔豚,疟疾。

日月 Rìyuè

定位:在胸部,第 7 肋间隙,前正中线旁开 4 寸。

主治:胁肋痛,黄疸,呕吐,吞酸,胆囊炎。

章门 Zhāngmén

定位:在侧腹部,在第 11 肋游离端的下际。

主治:胁痛,腹胀,腹泻,肝、脾大。

京门 Jīngmén

定位:在上腹部,第12肋游离端的下际。

主治:胁痛,腰痛,小便不利,肾炎,高血压。

不容 Bùróng

定位:在上腹部,脐中上6寸,前正中线旁开2寸。

主治:胃脘胀痛,不嗜食,呕吐。

承满 Chéngmǎn

定位:在上腹部,脐中上5寸,前正中线旁开2寸。

主治:腹胀肠鸣,饮食不下。

梁门 Liángmén

定位:在上腹部,脐中上4寸,前正中线旁开2寸。

主治:胃痛,呕吐,食欲不振,腹胀。

关门 Guānmén

定位:在上腹部,脐中上3寸,前正中线旁开2寸。

主治:腹部胀满,食欲不振,肠鸣,泄泻,便秘,遗尿,身肿,
腹水。

太乙 Tàiyǐ

定位:在上腹部,脐中上2寸,前正中线旁开2寸。

主治:癫狂痫证,吐舌,心烦不宁,胃痛,消化不良。

滑肉门 Huáròumén

定位:在上腹部,脐中上1寸,前正中线旁开2寸。

主治:癫狂痫证,吐舌,舌强不语,胃痛,呕逆,腹水,月经不调。

天枢 Tiānshū

定位:在腹部,横平脐中,前正中线旁开2寸。

主治:腹痛,腹胀,腹泻,急、慢性胃炎,肠炎,痢疾,便秘。

外陵 Wàilíng

定位:在下腹部,脐中下1寸,前正中线旁开2寸。

主治:痛经,胃脘痛,腹中痛。

大巨 Dàjù

定位:在下腹部,脐中下2寸,前正中线旁开2寸。

主治:遗精,早泄,阳痿,小便难,小腹胀满,肠疝痛,便秘。

水道 Shuǐdào

定位:在下腹部,脐中下3寸,前正中线旁开2寸。

主治:腹胀,疝气,小便不利,大便难,痛经。

归来 Guīlái

定位:在下腹部,脐中下4寸,前正中线旁开2寸。

主治:腹痛,疝气,月经不调,白带过多,子宫脱垂。

气冲 Qìchōng

定位:在腹股沟区,耻骨联合上缘,前正中线旁开2寸,动脉搏动处。

主治:阳痿,阴茎中痛,月经不调,胎产诸疾。

璇玑 Xuánjī

定位:在胸部,胸骨上窝下1寸,前正中线上。

主治:咳嗽,气喘,胸痛。

华盖 Huágài

定位:在胸部,横平第1肋间隙,前正中线上。

主治:咳嗽,气喘,胸痛。

紫宫 Zǐgōng

定位:在胸部,横平第2肋间隙,前正中线上。

主治:咳嗽,气喘,胸痛。

玉堂 Yùtáng

定位:在胸部,横平第3肋间隙,前正中线上。

主治:咳嗽,气喘,胸痛。

膻中 Dànzhōng

定位:在胸部,横平第4肋间隙,前正中线上。

主治:胸闷,气短,咳喘,心胸痛,心悸,心烦,噎膈,咳唾脓血,产妇乳少。

中庭 Zhōngtíng

定位:在胸部,剑胸结合中点处,前正中线上。

主治:胸胁胀满,心痛。

鸠尾 Jiūwěi

定位:在上腹部,剑胸结合下1寸,前正中线上。

主治:胸痛,腹胀,癫狂痫证。

巨阙 Jùquè

定位:在上腹部,脐中上6寸,前正中线上。

主治:胸痛,心前区痛,心悸,呕吐,癫狂痫证。

上脘 Shàngwǎn

定位:在上腹部,脐中上5寸,前正中线上。

主治:胃痛,呕吐,呃逆,慢性胃炎,消化不良。

中脘 Zhōngwǎn

定位:在上腹部,脐中上4寸,前正中线上。

主治:胃痛,慢性胃炎,消化不良,胃溃疡,胃下垂,呕吐,呃逆,精
神分裂症。

下脘 Xiàwǎn

定位:在上腹部,脐中上2寸,前正中线上。

主治:胃痛,腹胀,呕吐,慢性胃炎,消化不良。

水分 Shuǐfēn

　　定位:在上腹部,脐中上1寸,前正中线上。

　　主治:小便不通,水肿,泄泻。

神阙 Shénquè

　　定位:在脐区,脐中央。

　　主治:泻痢,绕脐腹痛,脱肛,五淋,妇人血冷不受胎,中风脱证,
　　　　　尸厥,角弓反张,风痫,水肿鼓胀。

阴交 Yīnjiāo

　　定位:在下腹部,脐中下1寸,前正中线上。

　　主治:腹痛,水肿,月经不调。

气海 Qìhǎi

　　定位:在下腹部,脐中下1.5寸,前正中线上。

　　主治:腹胀,腹痛,腹泻,气虚体弱。

关元 Guānyuán

　　定位:在下腹部,脐中下3寸,前正中线上。

　　主治:腹痛,痢疾,尿路感染,月经不调,性功能障碍,强身保健
　　　　　(保健要穴)。

中极 Zhōngjí

　　定位:在下腹部,脐中下4寸,前正中线上。

　　主治:小便不利,遗尿,疝气,遗精,阳痿,月经不调,崩漏,带下。

曲骨 Qǔgǔ

　　定位:在下腹部,耻骨联合上缘,前正中线上。

　　主治:小便不利,遗尿,阳痿,带下。

大横 Dàhéng

　　定位:在腹部,脐中旁开4寸。

主治:腹痛,泄泻,便秘。

腹结 Fùjié

定位:在下腹部,脐中下1.3寸,前正中线旁开4寸。

主治:腹痛,泄泻,便秘。

府舍 Fǔshè

定位:在下腹部,脐中下4.3寸,前正中线旁开4寸。

主治:腹痛,疝气。

冲门 Chōngmén

定位:在腹股沟区,腹股沟斜纹中,髂外动脉搏动处的外侧。

主治:腹痛,疝气,痔疾,崩漏,带下。

带脉 Dàimài

定位:在侧腹部,第11肋游离端垂线与脐水平线的交点上。

主治:腹痛,腰胁痛,月经不调,痛经,白带过多。

子宫 Zǐgōng

定位:在下腹部,脐中下4寸,前正中线旁开3寸。

主治:子宫脱垂,不孕,月经不调,盆腔炎。

腰背部腧穴

大椎 Dàzhuī

定位:在脊柱区,第7颈椎棘突下的凹陷中,后正中线上。

主治:发热,中暑,疟疾,精神分裂症,呼吸系统疾病,颈背部疼痛。

陶道 Táodào

定位:在脊柱区,第1胸椎棘突下的凹陷中,后正中线上。

主治:脊项强急,头痛,热病,颈肩部肌肉痉挛,疟疾,感冒,癔症,
　　颈椎病。

身柱 Shēnzhù

定位:在脊柱区,第3胸椎棘突下的凹陷中,后正中线上。

主治:心惊,心悸,肩背痛,咳喘,健忘,小儿惊厥。

神道 Shéndào

定位:在脊柱区,第5胸椎棘突下的凹陷中,后正中线上。

主治:心惊,心悸,肩背痛,咳喘,健忘,小儿惊风。

至阳 Zhìyáng

定位:在脊柱区,第7胸椎棘突下的凹陷中,后正中线上。

主治:黄疸,胸胁胀痛,喘咳,脊背强急,腰背疼痛。

筋缩 Jīnsuō

定位:在脊柱区,第9胸椎棘突下的凹陷中,后正中线上。

主治:脊背强急,腰背疼痛,胃痛,癫痫,抽搐。

中枢 Zhōngshū

定位:在脊柱区,第10胸椎棘突下的凹陷中,后正中线上。

主治:腰背疼痛,胃痛,呕吐,腹满,食欲不振,黄疸,寒热。

脊中 Jǐzhōng

定位:在脊柱区,第11胸椎棘突下的凹陷中,后正中线上。

主治:腰脊强痛,腹满,不嗜食,小儿疳积,黄疸,脱肛,癫痫。

悬枢 Xuánshū

定位:在脊柱区,第1腰椎棘突下的凹陷中,后正中线上。

主治:腰脊强痛,肠鸣腹痛,完谷不化,泄泻。

命门 Mìngmén

定位:在脊柱区,第2腰椎棘突下的凹陷中,后正中线上。

主治:虚损腰痛,遗尿,尿频,泄泻,遗精,阳痿,早泄,赤白带下,

月经不调,胎屡坠,汗不出。

腰阳关 Yāoyángguān

定位:在脊柱区,第4腰椎棘突下的凹陷中,后正中线上。

主治:腰脊疼痛,下肢痿痹,月经不调,赤白带下,遗精,阳痿。

腰俞 Yāoshū

定位:在骶区,正对骶管裂孔,后正中线上。

主治:月经不调,痔疾,腰脊强痛,下肢痿痹,癫痫。

长强 Chángqiáng

定位:在会阴区,尾骨下方,尾骨端与肛门连线的中点处。

主治:痔疾,便血,洞泄,大小便难,阴部湿痒,尾骶骨疼痛,

癫痫。

定喘 Dìngchuǎn

定位:在脊柱区,横平第7颈椎棘突下,后正中线旁开0.5寸。

主治:咳喘,落枕,肩背痛。

夹脊 Jiájǐ

定位:在脊柱区,第1胸椎至第5腰椎棘突下两侧,后正中线旁

开0.5寸,一侧17穴。

主治:背腰部疼痛,五脏六腑功能失常。

大杼 Dàzhù

定位:在脊柱区,第1胸椎棘突下,后正中线旁开1.5寸。

主治:项强,肩背痛,咳嗽,发热。

风门 Fēngmén

定位:在脊柱区,第2胸椎棘突下,后正中线旁开1.5寸。

主治:感冒,咳嗽,头痛,项强,肩背痛,发热。

肺俞 Fèishū

定位:在脊柱区,第3胸椎棘突下,后正中线旁开1.5寸。

主治:咳嗽,哮喘,支气管炎,肺炎,自汗,痤疮,荨麻疹,背痛等。

厥阴俞 Juéyīnshū

定位:在脊柱区,第4胸椎棘突下,后正中线旁开1.5寸。

主治:心痛,胸闷,咳嗽。

心俞 Xīnshū

定位:在脊柱区,第5胸椎棘突下,后正中线旁开1.5寸。

主治:失眠,神经衰弱,肋间神经痛,冠心病,精神分裂症,背痛。

膈俞 Géshū

定位:在脊柱区,第7胸椎棘突下,后正中线旁开1.5寸。

主治:贫血,吐血,呕吐,呃逆,气喘,盗汗。

肝俞 Gānshū

定位:在脊柱区,第9胸椎棘突下,后正中线旁开1.5寸。

主治:黄疸,急、慢性肝炎,胆囊炎,眼病,肋间神经痛,神经衰弱,
抑郁症,更年期综合征,月经不调,腰背痛等。

胆俞 Dǎnshū

定位:在脊柱区,第10胸椎棘突下,后正中线旁开1.5寸。

主治:黄疸,口苦,胆绞痛,胁痛,胆怯易惊。

脾俞 Píshū

定位:在脊柱区,第11胸椎棘突下,后正中线旁开1.5寸。

主治:胃病,消化不良,神经性呕吐,肠炎,贫血,慢性出血性疾
病,腰背痛。

胃俞 Wèishū

定位:在脊柱区,第12胸椎棘突下,后正中线旁开1.5寸。

主治:胃脘痛,恶心,呕吐,腹胀,肠鸣,胸胁疼痛。

三焦俞 Sānjiāoshū

定位:在脊柱区,第1腰椎棘突下,后正中线旁开1.5寸。

主治:肠鸣,腹胀,呕吐,泄泻,腰脊强痛。

肾俞 Shènshū

定位:在脊柱区,第2腰椎棘突下,后正中线旁开1.5寸。

主治:肾病,遗精,遗尿,月经不调,哮喘,耳鸣,耳聋,脱发,腰
痛等。

气海俞 Qìhǎishū

定位:在脊柱区,第3腰椎棘突下,后正中线旁开1.5寸。

主治:腰痛,痔漏,腹胀,痛经。

大肠俞 Dàchángshū

定位:在脊柱区,第4腰椎棘突下,后正中线旁开1.5寸。

主治:腰痛,腹胀,泄泻,便秘。

肩中俞 Jiānzhōngshū

定位:在脊柱区,第7颈椎棘突下,后正中线旁开2寸。

主治:项强,肩背痛,咳嗽,哮喘。

肩外俞 Jiānwàishū

定位:在脊柱区,第1胸椎棘突下,后正中线旁开3寸。

主治:肩背酸痛,颈项强急。

附分 Fùfēn

定位:在脊柱区,第2胸椎棘突下,后正中线旁开3寸。

主治:肩背拘急,颈项强痛。

魄户 Pòhù

定位:在脊柱区,第3胸椎棘突下,后正中线旁开3寸。

主治:咳嗽,气喘,肺痨,肩背痛。

膏肓 Gāohuāng

定位:在脊柱区,第4胸椎棘突下,后正中线旁开3寸。

主治:咳嗽,气喘,肺痨,身体虚弱,健忘,遗精。

神堂 Shéntáng

定位:在脊柱区,第5胸椎棘突下,后正中线旁开3寸。

主治:脊背强急,咳嗽,气喘,心痛,心悸。

膈关 Géguān

定位:在脊柱区,第7胸椎棘突下,后正中线旁开3寸。

主治:呕吐,嗳气,饮食不下,胸闷,脊背强急。

魂门 Húnmén

定位:在脊柱区,第9胸椎棘突下,后正中线旁开3寸。

主治:饮食不下,肠鸣,泄泻,胸背痛。

阳纲 Yánggāng

定位:在脊柱区,第10胸椎棘突下,后正中线旁开3寸。

主治:肠鸣,泄泻,黄疸,糖尿病,腹痛。

意舍 Yìshě

定位:在脊柱区,第11胸椎棘突下,后正中线旁开3寸。

主治:腹胀,肠鸣,呕吐,饮食不下。

胃仓 Wèicāng

定位:在脊柱区,第12胸椎棘突下,后正中线旁开3寸。

主治:胃寒食谷不化,呕吐,腹胀,腹痛,肠鸣,脊背痛。

肓门 Huāngmén

定位:在腰区,第1腰椎棘突下,后正中线旁开3寸。

主治:腹痛,便秘,乳疾,痞块。

痞根 Pǐgēn

定位:在腰区,横平第1腰椎棘突下,后正中线旁开3.5寸。

主治:肝、脾大,痞块,疝痛,腰痛,胃炎。

志室 Zhìshì

定位:在腰区,第2腰椎棘突下,后正中线旁开3寸。

主治:腰脊强痛,遗精,阳痿,小便不利,遗尿。

腰眼 Yāoyǎn

定位:在腰区,横平第4腰椎棘突下,后正中线旁开约3.5寸的

凹陷中。

主治:腰痛,急性腰扭伤,坐骨神经痛。

胞肓 Bāohuāng

定位:在骶区,横平第2骶后孔,骶正中嵴旁开3寸。

主治:腹胀,肠鸣,腰痛,小便不利,阴肿。

秩边 Zhìbiān

定位:在骶区,横平第4骶后孔,骶正中嵴旁开3寸。

主治:腰骶痛,下肢不遂、疼痛,坐骨神经痛,小便不利,尿失禁,

便秘,痔疮。

小肠俞 Xiǎochángshū

定位:在骶区,横平第1骶后孔,骶正中嵴旁开1.5寸。

主治:腹痛,泄泻,痢疾,小便赤,遗尿。

膀胱俞 Pángguāngshū

定位:在骶区,横平第2骶后孔,骶正中嵴旁开1.5寸。

主治:腰骶痛,小便不利,遗尿,遗精,便秘,泄泻。

中膂俞 Zhōnglǚshū

定位:在骶区,横平第3骶后孔,骶正中嵴旁开1.5寸。

主治:腰脊强痛,痢疾,腹胀。

白环俞 Báihuánshū

定位:在骶区,横平第4骶后孔,骶正中嵴旁开1.5寸。

主治:腰脊冷痛,带下,遗精,月经不调。

上髎 Shàngliáo

定位:在骶区,正对第1骶后孔中。

主治:带下,不孕,子宫脱垂,腰膝冷痛。

次髎 Cìliáo

定位:在骶区,正对第2骶后孔中。

主治:腰痛,赤白带下,月经不调,痛经,小便赤淋,疝气。

中髎 Zhōngliáo

定位:在骶区,正对第3骶后孔中。

主治:月经不调,带下,小便不利,腰痛。

下髎 Xiàliáo

定位:在骶区,正对第4骶后孔中。

主治:小腹痛,小便不利,带下,腰痛。

会阳 Huìyáng

定位:在骶区,尾骨端旁开0.5寸。

主治:泄泻,痔疾,便血。

上肢部腧穴

极泉 Jíquán

定位:在腋区,腋窝中央,腋动脉搏动处。

主治:上肢不遂,心痛,胸闷,胁肋胀痛,瘰疬,肩臂疼痛。

肩髃 Jiānyú

定位:在三角肌区,肩峰外侧缘前端与肱骨大结节两骨间的凹陷中。

主治:肩关节痛,肩周炎,上肢瘫痪、屈伸不利,淋巴结核。

肩前 Jiānqián

定位:在肩部,正坐垂臂,当腋前皱襞顶端与肩髃连线的中点。

主治:肩臂痛,臂不能举。

肩髎 Jiānliáo

定位:在三角肌区,肩峰角与肱骨大结节两骨间的凹陷中。

主治:肩关节痛,肩周炎,上臂疼痛。

肩井 Jiānjǐng

定位:在肩胛区,第7颈椎棘突与肩峰最外侧点连线的中点。

主治:头项强痛,肩背疼痛,上肢不遂,难产,乳痈,乳汁不下,瘰疬。

肩贞 Jiānzhēn

定位:在肩胛区,肩关节后下方,腋后纹头直上1寸。

主治:肩胛痛,手臂麻痛,上肢不举,缺盆中痛。

臑俞 Nàoshū

定位:在肩胛区,腋后纹头直上,肩胛冈下缘的凹陷中。

主治:肩臂疼痛,瘰疬。

天宗 Tiānzōng

定位:在肩胛区,肩胛冈中点与肩胛骨下角连线上1/3与下2/3交点的凹陷中。

主治:肩胛疼痛,气喘,乳腺炎。

秉风 Bǐngfēng

定位:在肩胛区,肩胛冈中点上方冈上窝中。

主治:肩臂疼痛,上肢酸麻。

曲垣 Qūyuán

定位:在肩胛区,肩胛冈内侧端上缘的凹陷中。

主治:肩胛疼痛,气喘,乳腺炎。

天府 Tiānfǔ

定位:在臂前区,腋前纹头下3寸,肱二头肌桡侧缘处。

主治:咳嗽,哮喘,咽喉肿痛,臂痛,肘关节疼痛,皮肤病。

侠白 Xiábái

定位:在臂前区,腋前纹头下4寸,肱二头肌桡侧缘处。

主治:咳嗽,哮喘,咽喉肿痛,臂痛,肘关节疼痛,皮肤病。

尺泽 Chǐzé

定位:在肘区,肘横纹上,肱二头肌腱桡侧缘的凹陷处。

主治:咳嗽,哮喘,咽喉肿痛,臂痛,肘关节疼痛,皮肤病。

孔最 Kǒngzuì

定位:在前臂前区,腕掌侧底端横纹上7寸,尺泽与太渊的连线上。

主治:咳嗽,气喘,咯血,咽喉肿痛,痔疮出血,肘臂挛痛。

列缺 Lièquē

定位:在前臂,腕掌侧远端横纹上1.5寸,拇短伸肌腱与拇长展肌腱之间,拇长展肌腱沟的凹陷中。

主治:慢性咽炎,咽痛,咽痒,感冒,咳嗽,气喘,头痛项强,面瘫。

太渊 Tàiyuān

定位:在腕前区,桡骨茎突与舟状骨之间,拇长展肌腱尺侧的凹陷中。

主治:咳嗽,气喘,痰多,咽喉肿痛,无脉症。

鱼际 Yújì

定位:在手外侧,第1掌骨桡侧中点赤白肉际处。

主治:咳嗽,咽痛,感冒,发热,小儿消化不良。

商阳 Shāngyáng

定位:在手指,食指末节桡侧,指甲根角侧上方0.1寸(指寸)。

主治:咽喉肿痛,颌肿,下齿痛,耳鸣,耳聋,喘咳,青盲,热病,昏迷,手指麻木。

二间 Èrjiān

定位:在手指,第2掌指关节桡侧远端赤白肉际处。

主治:下齿痛,咽喉肿痛,口眼㖞斜,目昏,鼻衄,热病。

三间 Sānjiān

定位:在手背,第2掌指关节桡侧近端的凹陷中。

主治:目痛,齿痛,咽喉肿痛,身热,腹满,肠鸣,手背肿痛。

合谷 Hégǔ

定位:在手背,第2掌骨桡侧的中点处。

主治:头痛,目赤肿痛,齿痛,牙关紧闭,咽喉肿痛,鼻衄,口眼㖞斜,耳聋,痄腮,热病无汗,多汗,腹痛,便秘,闭经,滞产,咳嗽,臂痛,上肢不遂,疔疮,瘾疹,小儿惊风。

阳溪 Yángxī

定位:在腕区,腕背侧远端横纹桡侧,桡骨茎突远端,解剖学"鼻烟窝"的凹陷中。

主治:头痛,目赤肿痛,齿痛,咽喉肿痛,耳鸣,耳聋,手腕痛,癫狂痫证。

偏历 Piānlì

定位:在前臂,腕背侧远端横纹上3寸,阳溪与曲池的连线上。

主治:鼻衄,目赤肿痛,齿痛,咽喉肿痛,耳鸣耳聋,口眼㖞斜,肩、
　　臂、肘、腕痛,水肿。

温溜 Wēnliū

定位:在前臂,腕背侧远端横纹上5寸,阳溪与曲池的连线上。

主治:头痛,面肿,口舌肿痛,咽喉肿痛,鼻衄,肩背痛,肠鸣腹痛,
　　癫狂痫证,吐舌,上肢不遂,腕臂痛。

手三里 Shǒusānlǐ

定位:在前臂,肘横纹下2寸,阳溪与曲池的连线上。

主治:齿痛颊肿,失声,手臂麻痛,肘挛不伸,半身不遂,腹胀,吐
　　泻,急性腰扭伤。

曲池 Qǔchí

定位:在肘区,尺泽与肱骨外上髁连线的中点处。

主治:上肢疼痛、麻木、瘫痪、关节炎,高血压,高热,过敏性疾病,
　　皮肤病。

肘髎 Zhǒuliáo

定位:在肘区,曲池上方1寸,当肱骨边缘处。

主治:肘臂酸痛、麻木、挛急,腹痛,腹泻。

臂臑 Bì'nào

定位:在臂部,曲池上7寸,三角肌前缘处。

主治:肩臂疼痛,淋巴结核,腹痛吐泻,痢疾,高血压,癫狂痫证,
　　疟疾,月经不调。

天泉 Tiānquán

定位:在臂前区,腋前纹头下2寸,肱二头肌的长、短头
　　之间。

主治:心痛,咳嗽,胸胁胀痛,臂痛。

曲泽 Qūzé

定位:在肘前区,肘横纹中,肱二头肌腱尺侧缘的凹陷中。

主治:心绞痛,心悸,胃痛,呕吐,发热。

郄门 Xìmén

定位:在前臂前区,腕掌侧远端横纹上 5 寸,掌长肌腱与桡侧腕
屈肌腱之间。

主治:心痛,心悸,吐血,咳血,癫痫。

间使 Jiānshǐ

定位:在前臂前区,腕掌侧远端横纹上 3 寸,掌长肌腱与桡侧腕
屈肌腱之间。

主治:癫狂痫证,疟疾,心痛,心悸,胃痛,呕吐。

内关 Nèiguān

定位:在前臂前区,腕掌侧远端横纹上 2 寸,掌长肌腱与桡侧腕
屈肌腱之间。

主治:心脏疾病,精神异常,胃痛,呕吐,眩晕,晕车,各种疼痛。

大陵 Dàlíng

定位:在腕前区,腕掌侧远端横纹中,掌长肌腱与桡侧腕屈肌腱
之间。

主治:胸痛,心痛,咳喘,身热,癫狂痫证,腕臂痛,半身不遂。

劳宫 Láogōng

定位:在掌区,横平第 3 掌指关节近端,第 2、3 掌骨之间偏于
第 3 掌骨。

主治:心绞痛,癔症,口舌生疮,口臭,手指麻木,手掌痛,手心热。

中冲 Zhōngchōng

定位:在手指,中指末端最高点。

主治:心痛,心烦,舌强痛,身热无汗,中风昏迷,中暑,癫狂痫证。

阳池 Yángchí

定位:在腕后区,腕背侧远端横纹上,指伸肌腱尺侧缘的凹陷中。

主治:腕关节痛,糖尿病,疟疾,目肿,耳聋,咽喉肿痛。

外关 Wàiguān

定位:在前臂后区,腕背侧远端横纹上2寸,尺骨与桡骨间隙中点。

主治:热病,耳鸣耳聋,头痛,目赤肿痛,上肢痹痛,胁肋痛。

支沟 Zhīgōu

定位:在前臂后区,腕背侧远端横纹上3寸,尺骨与桡骨间隙中点。

主治:耳鸣,耳聋,便秘,胁肋痛,热病。

四渎 Sìdú

定位:在前臂后区,肘尖下5寸,尺骨与桡骨间隙中点。

主治:耳鸣,耳聋,齿痛,咽喉肿痛,上肢疼痛,皮肤瘙痒。

臑会 Nàohuì

定位:在臂后区,肩峰角下3寸,三角肌的后下缘。

主治:上肢痹痛,甲状腺肿,淋巴结核。

小海 Xiǎohǎi

定位:在肘后区,尺骨鹰嘴与肱骨内上髁之间的凹陷中。

主治:肘臂疼痛,耳鸣,耳聋,癫痫。

支正 Zhīzhèng

定位:在前臂后区,腕背侧远端横纹上5寸,尺骨尺侧与尺侧腕屈肌之间。

主治:项强,肘臂挛痛,手指痛,头痛,热病,目眩,好笑善忘,糖尿病。

养老 Yǎnglǎo

定位:在前臂后区,腕背横纹上1寸,尺骨头桡侧的凹陷中。

主治:目视不明,肩臂疼痛。

后溪 Hòuxī

定位:在手内侧,第5掌指关节尺侧近端赤白肉际的凹陷中。

主治:项强,手指挛急不得屈伸,急性腰扭伤,疟疾,癫狂痫证。

少海 Shàohǎi

定位:在肘前区,横平肘横纹,肱骨内上髁前缘。

主治:肘关节痛、屈伸不利,心绞痛。

灵道 Língdào

定位:在前臂前区,腕掌侧远端横纹上1.5寸,尺侧腕屈肌腱的桡侧缘。

主治:心绞痛,心悸怔忡,暴喑,舌强不语,头昏目眩,肘臂挛痛。

通里 Tōnglǐ

定位:在前臂前区,腕掌侧远端横纹上1寸,尺侧腕屈肌腱的桡侧缘。

主治:暴喑,舌强不语,心悸怔忡,腕臂痛。

阴郄 Yīnxì

定位:在前臂前区,腕掌侧远端横纹上0.5寸,尺侧腕屈肌腱的桡侧缘。

主治:心痛,心悸,惊恐,吐血,衄血,失语,骨蒸盗汗。

神门 Shénmén

定位:在腕前区,腕掌侧远端横纹尺侧端,尺侧腕屈肌腱的桡侧缘。

主治:心痛,心烦,失眠,健忘,惊悸怔忡,痴呆,癫狂痫证,目黄胁痛,掌中热,呕血,吐血,头痛,眩晕,失声。

八邪 Bāxié

定位:在手背,第1~5指间,指蹼缘后方赤白肉际处,左、右共8穴。

主治:手背肿痛,手指麻木,头项强痛,咽痛,齿痛,目痛,烦热,毒蛇咬伤。

落枕 Làozhěn

定位:在手背侧,第2、3掌骨间,指掌关节后约0.5寸。

主治:落枕,手臂痛,胃痛。

腰痛点 Yāotòngdiǎn

定位:在手背,第2、3掌骨间及第4、5掌骨间,腕背侧远端横纹与掌指关节的中点处,一侧2穴。

主治:急性腰扭伤。

中泉 Zhōngquán

定位:在前臂后区,腕背侧远端横纹上,指总伸肌腱桡侧的凹陷中。

主治:胸闷,胃痛,吐血。

四缝 Sìfèng

定位:在手指,第2~5指掌面的近侧指间关节横纹的中央,一手4穴。

主治:疳积,百日咳。

下肢部腧穴

环跳 Huántiào

定位:在臀区,股骨大转子最凸点与骶管裂孔连线的外 1/3 与内 2/3 交点处。

主治:腰胯疼痛,半身不遂,下肢痿痹。

居髎 Jūliáo

定位:在臀区,髂前上棘与股骨大转子最凸点连线的中点处。

主治:腰腿痹痛,足痿,月经不调。

髀关 Bìguān

定位:在股前区,股直肌近端、缝匠肌与阔筋膜张肌 3 条肌肉之间的凹陷中。

主治:腰腿痛,下肢麻木,膝内寒,股内筋急不得屈伸。

伏兔 Fútù

定位:在股前区,髌底上 6 寸,髂前上棘与髌底外侧端的连线上。

主治:腿痛,下肢不遂。

梁丘 Liángqiū

定位:在股前区,髌底上 2 寸,股外侧肌与股直肌肌腱之间。

主治:膝痛不能屈伸,胃痛。

犊鼻 Dúbí

定位:在膝前区,髌韧带外侧的凹陷中。

主治:膝关节痛,脚气,下肢瘫痪,膝关节及其周围软组织疾患。

足三里 Zúsānlǐ

定位:在小腿外侧,犊鼻下3寸,犊鼻与解溪的连线上。

主治:胃痛,恶心,呕吐,急、慢性胃肠炎,下肢麻痹、瘫痪、关节炎,高血压,强身保健(保健要穴)。

上巨虚 Shàngjùxū

定位:在小腿外侧,犊鼻下6寸,犊鼻与解溪的连线上。

主治:腹痛肠鸣,泄泻,便秘,阑尾炎,下肢不遂、疼痛。

下巨虚 Xiàjùxū

定位:在小腿外侧,犊鼻下9寸,犊鼻与解溪的连线上。

主治:小腹痛,泄泻,痢疾,乳腺炎,下肢痹痛、不遂。

条口 Tiáokǒu

定位:在小腿外侧,犊鼻下8寸,犊鼻与解溪的连线上。

主治:肩周炎,肩臂痛,下肢不遂、疼痛、抽筋。

丰隆 Fēnglóng

定位:在小腿外侧,外踝尖上8寸,胫骨前肌的外缘。

主治:咳嗽痰多,头痛,眩晕,高血压,呕吐,便秘,癫狂痫证,下肢痹痛。

解溪 Jiěxī

定位:在踝区,踝关节前面中央的凹陷中,拇长伸肌腱与趾长伸肌腱之间。

主治:头痛,眩晕,癫狂痫证,下肢痹痛。

内庭 Nèitíng

定位:在足背,第2、3趾间,趾蹼缘后方赤白肉际处。

主治:牙痛,鼻衄,喉痹,腹胀攻心,赤痢,瘾疹。

厉兑 Lìduì

定位:在足趾,第2趾末节外侧,趾甲根角侧后方0.1寸(指寸)。

主治:癫狂痫证,梦魇,热病无汗,流黄涕,面肿,口眼㖞斜,齿痛,髭中疮疡。

隐白 Yǐnbái

定位:在足趾,大趾末节内侧,趾甲根角侧后方0.1寸(指寸)。

主治:腹胀,便血,尿血,崩漏,癫狂痫证,多梦,惊风,昏厥,胸痛。

太白 Tàibái

定位:在跖区,第1跖趾关节近端赤白肉际的凹陷中。

主治:腹胀,肠鸣,泄泻,胃痛,身体沉重,关节痛。

公孙 Gōngsūn

定位:在跖区,第1跖骨底的前下缘赤白肉际处。

主治:胃痛,呕吐,腹胀,泄泻,痢疾,心胸痛。

商丘 Shāngqiū

定位:在踝区,内踝前下方,舟骨粗隆与内踝尖连线中点的凹陷中。

主治:腹胀,肠鸣,泄泻,便秘,黄疸,癫狂痫证,咳嗽,痔疾。

三阴交 Sānyīnjiāo

定位:在小腿内侧,内踝尖上3寸,胫骨内侧缘后际。

主治:腹胀,腹泻,痛经,月经不调,白带过多,性功能障碍,遗尿,腿肿,失眠,高血压,各种皮肤病等。

漏谷 Lòugǔ

定位:在小腿内侧,内踝尖上6寸,胫骨内侧缘后际。

主治:腹胀,肠鸣,腰膝厥冷,小便不利,遗精,下肢痿痹。

地机 Dìjī

定位:在小腿内侧,阴陵泉下3寸,胫骨内侧缘后际。

主治:腹痛,泄泻,小便不利,妇人阴痛,遗精,膝痛,黄疸。

阴陵泉 Yīnlíngquán

定位:在小腿内侧,胫骨内侧髁下缘与胫骨内侧缘之间的凹陷中。

主治:水肿,腹胀,泄泻,黄疸,小便不利,膝关节痛。

血海 Xuèhǎi

定位:在股前区,髌底内侧端上2寸,股内侧肌隆起处。

主治:月经不调,崩漏,功能性子宫出血,经闭,湿疹,荨麻疹。

承扶 Chéngfú

定位:在股后区,臀沟的中点。

主治:腰骶臀股部疼痛,二便不利。

殷门 Yīnmén

定位:在股后区,臀沟下6寸,股二头肌与半腱肌之间。

主治:腰痛,大腿痛。

委阳 Wěiyáng

定位:在膝部,腘横纹上,股二头肌腱的内侧缘。

主治:胸腹胀满,小便不利,腿足挛痛。

委中 Wěizhōng

定位:在膝后区,腘横纹中点。

主治:急性胃炎,呕吐,腰腿痛,坐骨神经痛,关节炎,偏瘫,银
屑病。

承筋 Chéngjīn

定位:在小腿后区,腘横纹下 5 寸,腓肠肌两肌腹之间。

主治:腰背拘急、疼痛,小腿酸痛,足跟痛,霍乱转筋,痔疾,大便难。

承山 Chéngshān

定位:在小腿后区,腓肠肌两肌腹与肌腱交角处。

主治:小腿疼痛,腿肚抽筋,腰背紧痛,痔疮。

飞扬 Fēiyáng

定位:在小腿后区,昆仑直上 7 寸,腓肠肌外下缘与跟腱移行处。

主治:下肢痿痹,腰痛,癫狂痫证,痔疾,鼻衄,目眩,头项痛。

跗阳 Fūyáng

定位:在小腿后区,昆仑直上 3 寸,腓骨与跟腱之间。

主治:下肢痿痹,腰痛,头重痛。

昆仑 Kūnlún

定位:在踝区,外踝尖与跟腱之间的凹陷中。

主治:头痛,颈项强痛,腰背强痛,足跟痛,踝关节扭伤。

申脉 Shēnmài

定位:在踝区,外踝尖直下,外踝下缘与跟骨之间的凹陷中。

主治:癫狂痫证,头痛,眩晕,目痛,失眠,腰脊冷痛,足胫肿痛,脚气。

至阴 Zhìyīn

定位:在足趾,小趾末节外侧,趾甲根角侧后方 0.1 寸(指寸)。

主治:目翳,鼻塞,头痛,疟疾,小便不利,遗精,难产,胎位
不正。

风市 Fēngshì

定位:在股部,直立垂手,掌心贴于大腿时,中指尖所指凹陷中,
髂胫束后缘。

主治:下肢疼痛、瘫痪,风湿性关节炎,皮肤瘙痒。

阳陵泉 Yánglíngquán

定位:在小腿外侧,腓骨头前下方的凹陷中。

主治:肝胆疾病,高血压,偏瘫,下肢麻木、疼痛等症。

阳交 Yángjiāo

定位:在小腿外侧,外踝尖上 7 寸,腓骨后缘。

主治:膝胫痛,下肢痿痹,肝炎,胸膜炎。

光明 Guāngmíng

定位:在小腿外侧,外踝尖上 5 寸,腓骨前缘。

主治:下肢痿痹,膝痛,目痛,夜盲,视神经萎缩。

外丘 Wàiqiū

定位:在小腿外侧,外踝尖上 7 寸,腓骨前缘。

主治:膝胫痛,胸胁痛,腓神经损伤。

悬钟 Xuánzhōng

定位:在小腿外侧,外踝尖上 3 寸,腓骨前缘。

主治:半身不遂,腰腿痛,月经不调,高血压。

丘墟 Qiūxū

定位:在踝区,外踝的前下方,趾长伸肌腱外侧的凹陷中。

主治:外踝肿痛,半身不遂,胆囊炎。

足临泣 Zúlínqì

定位:在足背,第4、5跖骨结合部的前方,第5趾长伸肌腱外侧的凹陷处。

主治:偏头痛,目痛,乳痈,胸胁痛,瘰疬。

侠溪 Xiáxī

定位:在足背,第4、5趾间,趾蹼缘后方赤白肉际处。

主治:头痛,耳鸣,眩晕,高血压,肋间神经痛,中风后遗症。

足窍阴 Zúqiàoyīn

定位:在足趾,第4趾末节外侧,趾甲根角侧后方0.1寸(指寸)。

主治:偏头痛,目赤痛,热病,高血压,肋间神经痛。

大敦 Dàdūn

定位:在足趾,大趾末节外侧,趾甲根角侧后方0.1寸(指寸)。

主治:疝气,遗尿,月经不调,闭经,崩漏,阴挺,癫痫。

行间 Xíngjiān

定位:在足背,第1、2趾间,趾蹼缘后方赤白肉际处。

主治:头痛,目眩,目赤肿痛,青盲,口眼㖞斜,疝气,胁痛,小便不利,癫痫,痛经,带下,中风。

太冲 Tàichōng

定位:在足背,第1、2跖骨间跖骨底结合部前方的凹陷中,或触及动脉搏动。

主治:头痛,眩晕,目赤肿痛,口眼㖞斜,月经不调,崩漏,功能性子宫出血,疝气,遗尿,癫痫,小儿惊风,下肢不遂。

蠡沟 Lígōu

定位:在小腿内侧,内踝尖上 5 寸,胫骨内侧面的中央。

主治:阴痒,月经不调,赤白带下,小便不利,遗尿,下肢痹痛。

中都 Zhōngdū

定位:在小腿内侧,内踝尖上 7 寸,胫骨内侧面的中央。

主治:偏头痛,目赤痛,热病,高血压,肋间神经痛。

曲泉 Qǔquán

定位:在膝部,腘横纹内侧端,半腱肌肌腱内缘的凹陷中。

主治:小便不利,遗精,阴痒,月经不调,痛经,膝关节痛。

涌泉 Yǒngquán

定位:在足底,屈足卷趾时足心最凹陷中。

主治:昏迷,晕厥,癫狂痫证,小儿惊风,头项痛,失眠,小便不利,
便秘。

然谷 Rángǔ

定位:在足内侧,足舟骨粗隆下方,赤白肉际处。

主治:月经不调,阴挺,阴痒,遗精,阳痿,小便不利,泄泻,小儿脐
风,下肢痿痹。

太溪 Tàixī

定位:在踝区,内踝尖与跟腱之间的凹陷中。

主治:头痛,眼花,耳聋,耳鸣,牙痛,失眠,健忘,性功能障碍,小
便频数,夜尿多,腰腿痛。

大钟 Dàzhōng

定位:在跟区,内踝后下方,跟骨上缘,跟腱附着部前缘的凹陷中。

主治:二便不利,咯血,气喘,月经不调,足跟痛,腰脊强痛。

水泉 Shuǐquán

定位:在跟区,太溪直下 1 寸,跟骨结节内侧的凹陷中。

主治:月经不调,闭经,痛经,阴挺,小便不利,目昏花,腹痛,足跟痛。

照海 Zhàohǎi

定位:在踝区,内踝尖下 1 寸,内踝下缘边际的凹陷中。

主治:咽喉干痛,慢性咽炎,失眠,嗜睡,癫痫,便秘,小便频数,排尿困难,月经不调,白带多。

复溜 Fùliū

定位:在小腿内侧,内踝尖上 2 寸,跟腱的前缘。

主治:水肿,盗汗,热病汗不出,腹胀,泄泻,下肢疼痛、不遂。

交信 Jiāoxìn

定位:在小腿内侧,内踝尖上 2 寸,胫骨内侧缘后际的凹陷中。

主治:月经不调,崩漏,阴挺,阴痒,赤白带下,五淋,睾丸肿痛,泄泻,大便难,小腿内侧痛。

内膝眼 Nèixīyǎn

定位:在膝部,髌韧带内侧凹陷处的中央。

主治:膝关节病变,下肢疼痛。

胆囊 Dǎnnáng

定位:在小腿外侧,腓骨小头直下 2 寸。

主治:胁痛,黄疸,下肢痿痹。

阑尾 Lánwěi

定位:在小腿外侧,髌韧带外侧凹陷下 5 寸,胫骨前嵴外一横指(中指)。

主治:肠痈,胃脘痛,下肢痿痹。

鹤顶 Hèdǐng

定位:在膝前区,髌底中点的上方凹陷中。

主治:膝痛,足胫无力,瘫痪。

百虫窝 Bǎichóngwō

定位:在股前区,髌底内侧端上3寸。

主治:风湿痒疹,下部生疮。

八风 Bāfēng

定位:在足背,第1~5趾间,趾蹼缘后方赤白肉际处,左、右共
8穴。

主治:足跗肿痛,毒蛇咬伤,脚气,趾痛。

下篇

治疗保健美容篇

内科病症

感　冒

　　感冒是一种由病毒引起的急性上呼吸道感染性疾病，是临床常见病、多发病。临床主要表现为恶寒（或恶风）、头痛、全身酸痛、乏力、鼻塞流涕、打喷嚏、咳嗽、脉浮等。感冒一年四季皆可发病，尤以冬、春寒冷季节为多见，容易在气候骤变时发生，感受寒冷、淋雨等可诱发本病。

　　中医学根据感受邪气及临床表现的不同，将感冒分为风寒证、风热证、暑湿证。风寒感冒主要表现为恶寒重、发热轻、流涕、无汗、头痛、身痛、鼻塞声重，或咳嗽、痰稀白、脉浮紧。风热感冒表现为恶寒轻、发热重、咽痛、汗出、口渴、发热或恶风寒、头痛目胀，或咽喉肿痛、口干欲饮、自汗出或咳嗽、痰稠黄、苔薄黄、脉浮数。暑湿证表现为头重如裹、恶寒少汗、胸闷、腹胀、咳嗽不甚、苔厚腻、脉缓或浮数。

　　治则　宣肺解表，疏风通络。

　　方法　采用直接刮法。

　　介质　刮拭用油可选用刮痧活血剂或对症选取介质。

　　部位及选穴

　　颈项部　重点刮风池、大椎,督脉发际下至第7胸椎。

　　背部　发际下至第7胸椎旁,重点刮风门、肺俞。

　　操作手法

　　(1)施术者将刮痧活血剂滴于受术者需要刮痧的部位,刮板与皮肤成45°,按从上到下,由里到外的顺序刮拭颈项部、背部。

　　(2)力度以患者能够耐受为度,对体质较好者,可用力刮至患者能够忍受;对体质较弱者,力量要柔和一些,刮至皮肤出痧为止。

　　辨　风寒者可以生姜水为介质,由风池斜刮肩胛穴区带,由大椎斜刮至大杼及风门、肺俞穴区,刮前胸中府穴区及中脘、足三里;风热者可以薄荷汁为介质,刮手部阳面的曲池至阴面的尺泽,点揉外关、合谷,可在大椎、少商放痧;暑湿者可以藿香正气水为介质(藿香正气散制成的水性润湿剂),以平补平泻手法刮胸部膻中及中脘,刮孔最、支沟、合谷、足三里、阴陵泉等穴区。

　　根据不同症状加刮其他穴区:鼻塞者加刮迎香穴区,头痛者加刮太阳穴区。

　　疗程　轻症者只需治疗一次;较重及缠绵不愈者,一直刮至症状全部消失为止。对于出痧重者,待痧退后,再次进行刮痧治疗;出痧少或无痧者,每日或隔日1次,直至症状全部消失。

　　注意事项

　　(1)治疗期间宜进清淡、易消化的饮食,忌生冷、油腻的食物。

　　(2)治疗时受术者应注意保暖、避风,以免受凉加重病情。

急性支气管炎

急性支气管炎是一种常见的呼吸系统疾病,多由病毒或细菌感染,或因物理、化学及过敏性因素等对气管和支气管黏膜的刺激所引起。患者多有上呼吸道感染症状,初起常伴有喉痒、干咳、畏寒、发热、头痛、疲乏等症状,发病急骤且病程短暂。

中医学认为,急性支气管炎是因外邪侵袭,肺卫不利,宣发肃降失调所致,以咳嗽为主要临床症状。痰多清稀为风寒或肺寒所致;痰多稠黏色黄为风热或肺热所致;干咳无痰为风燥所致。

治则　祛邪解表,宣肺止咳。

方法　采用直接刮法。

介质　刮拭用油可选用甘油或痹痛刮痧液。

部位及选穴

胸部　天突、膻中、中府。

背部　肺俞、风门、心俞、定喘。

上肢部　列缺、尺泽。

操作手法

(1)施术者将甘油涂布在受术者待刮拭的部位以润滑皮肤,施术者持板平面朝下倾斜45°,按血液循环方向(由上至下,由内至外)顺次刮拭,以舒筋活血;先刮拭颈背部,以脊柱为中心,宽6~8厘米,由上至下从大杼刮至肾俞;再刮拭前胸,从胸骨中线开始由内向外角刮天突至膻中;最后刮拭手臂掌侧阴经。

(2)刮拭时,用力要均匀、适中。当刮至穴位处应以刮痧手法中的泻法为主,反复刮拭。在同一经脉上必须刮拭至出痧(轻者皮肤出现潮红,重者出现紫红色痧点），再刮拭其他部位。

辨 属风寒者，肺俞、风门用补法；属风热者，以泻法为主；属内伤者，肝俞用泻法，脾俞、膏肓用补法。

疗程 穴位可交替使用，每日 1 次，5 次为 1 个疗程。一般 2 ～ 3 次显效。

注意事项

（1）刮拭后的 2 ～ 3 天内刮拭处会出现疼痛现象，这是正常反应，无须停止治疗。

（2）治疗时应注意保暖，避风、寒，以免受凉加重病情，刮拭结束后嘱受术者饮热饮或温开水帮助新陈代谢。

（3）症状较重时应配合药物治疗。

慢性支气管炎

慢性支气管炎多由病毒或细菌感染引起，或因物理、化学及过敏性因素等对气管和支气管黏膜的刺激引起。此外，机体对病原的过敏、机体免疫力下降可能是导致慢性炎症的原因之一。慢性支气管炎多由急性支气管炎反复发作引起，秋、冬季节天气寒冷容易诱发，1 年持续咳嗽在 3 个月以上，或发病缓慢，病程较长，且反复发作。

中医学认为，本病的病因不外为外感和内伤。外感六淫中，尤以风寒、风热较多见。内伤多指饮食偏嗜酸咸、肥甘及情志失调等，其病情发生和发展与体虚有关。

治则 祛痰宣肺，补益脾肾。

方法 采用直接刮法。

介质 刮拭用油可选用石蜡油或痹痛刮痧液。

部位及选穴

背部 肺俞、风门、心俞、定喘。

胸部 天突、膻中、中府。

上肢部 列缺、尺泽。

操作手法

(1)施术者先将刮痧介质涂布在受术者待刮拭的部位以润滑皮肤,持板平面朝下倾斜45°,按血液循环方向(由上至下,由内至外)顺次刮拭,以舒筋活血;先刮拭颈背部,以脊柱为中心,宽6~8厘米,由上至下从大杼刮至肾俞;再依次刮拭前胸,从胸骨中线开始由内向外角刮天突至膻中;最后刮拭手臂掌侧阴经。

(2)刮拭时,用力要均匀、适中。当刮至穴位处应以刮痧手法中的泻法为主,反复刮拭。在同一经脉上必须刮拭至出痧后(轻者皮肤出现潮红,重者出现紫红色痧点),再刮拭其他部位。

辨 属风寒者,肺俞、风门用补法;属风热者,以泻法为主;属内伤者,肝俞用泻法,脾俞、膏肓用补法。

疗程 穴位可交替使用,每日1次,5次为1个疗程。一般2~3次显效。

注意事项

刮痧时要保持室内温度,治疗结束后嘱受术者立即穿好衣服。三伏天即使未发病,也可以进行刮痧治疗,能够预防或减轻冬季发病。

肺 炎

肺炎是肺实质的炎症,可由多种病原体,如细菌、真菌、病毒、寄生虫等引起,放射线、化学物质、过敏性因素等亦能引起肺炎。根据临床表现,肺炎一般分为大叶性肺炎和支气管肺炎。大叶性肺炎多见于青壮年人群,以高热、寒战、咳嗽、胸痛、咳出铁锈色痰为主要症状。支气管肺炎则在婴幼儿和年老体弱者中多见,初期似感冒症状,继而出现发热、咳嗽、气急、鼻翼扇动、口唇和指甲发紫,甚则抽搐、昏迷。临床上以大叶性肺炎为多见,好发于冬、春两季。

中医学认为,本病因起居不慎、寒温失调、饮食不节、操劳过度而致邪毒内侵于肺,痰热壅阻所致;也可因卫气不固,风热犯肺,内蕴痰浊,肺失宣降,痰热蕴阻所致或由感冒转化而致。本病病位在肺,病机为邪犯卫表。一般可分为邪犯肺卫型、痰热壅肺型、气阴两亏型和阳气虚脱型。

治则　清热解毒,宣肺化痰。

方法　采用直接刮法。

介质　刮拭用油可选用甘油或痹痛刮痧液。

部位及选穴

背部　肺俞、风门、心俞、定喘、脾俞、肾俞。

胸部　天突、膻中、中府。

四肢部　列缺、尺泽、曲池、丰隆。

操作手法

(1)施术者将刮痧介质涂布在受术者待刮拭的部位以润滑皮肤,持刮板平面朝下倾斜45°,按血液循环方向(由上至下,由内至外)顺次刮拭,以舒筋活血;先刮拭颈背部,以脊柱为中心,宽6~8厘米,由上至下从大杼刮至肾俞;再刮拭前胸,从胸骨中线开始由内向外角刮天突至膻中;最后刮拭手臂阴经。

(2)刮拭时,用力要均匀、适中。当刮至穴位处应以刮痧手法中的泻法为主,反复刮拭。在同一经脉上必须刮拭至出痧后(轻者皮肤出现潮红,重者出现紫红色痧点),再刮拭其他部位。刮拭结束后,嘱受术者饮温开水,以帮助新陈代谢。

辨　属邪犯肺卫者,风门、肺俞用泻法;属痰热壅肺者,曲池、丰隆用泻法;属气阴两亏和阳气虚脱者,脾俞、肾俞用补法。

疗程　穴位可交替使用,隔日1次,5次为1个疗程。一般2~3次显效。

注意事项

(1)刮拭后2~3天内刮拭处会出现疼痛现象,这是正常反应,无须停止治疗。

(2)治疗时应注意保暖,避风,以免受凉加重病情。刮拭结束后,嘱受术者饮温开水,以帮助新陈代谢。

(3)症状较重时,应配合抗生素治疗。

(4)刮痧疗法在肺炎的治疗中主要起辅助作用,具有改善临床症状,促进炎症吸收、消退的作用,尤其是对于机体抗病力弱、肺部啰音和X片阴影消退缓慢、病情迁延者更为适宜,用于治疗高热不退的、较严重的肺炎也可收到较好的效果。

支气管哮喘

支气管哮喘是一种常见的、发作性的支气管过敏性疾病,现代医学认为,本病的发生与体质的特异反应性(遗传过敏体质)有关。本病一年四季均可发病,尤以寒冷季节及气候急剧变化时发病或诱发者较多,可发生于任何年龄,而以12岁前发病者居多。临床一般分为急性(发作性)和慢性(缓解或迁延期)两类。其临床特征是反复发作,伴有哮鸣音,以呼气性为主的呼吸困难和咳嗽,发作突然,发作前常先有打喷嚏、咽喉发痒、胸闷等先兆症状。发作时呼吸急促,胸闷气粗,喉间有哮鸣声,喘息不能平卧,多呈阵发性发作,可伴有烦躁、精神萎靡、面色苍白或青紫、出汗,甚则神志不清等症状。每次发作可持续数小时,甚至数日才能缓解。

中医学认为,本病是因素痰内伏于肺,又加之外感风寒、饮食不当、情志不畅等诱因致痰气交阻、气道不利、肺气升降不利而致。痰随气动,气因痰阻,相互搏击,阻遏气道,肺气上逆而致哮喘发作。实喘表现为呼吸深长,以呼出为快,气粗声高,脉数有力,病势急骤。虚喘表现为呼吸短促难续,以深吸为快,气怯声低,脉沉细或浮大中空,病势较缓。

治则 止咳平喘,解痉脱敏。

方法 采用直接刮法。

介质 刮拭用油可选用甘油或石蜡油。

部位及选穴

背部 肺俞、风门、心俞、大椎、定喘、脾俞、肾俞。

胸部 天突、膻中、中府。

上肢部 孔最、尺泽。

操作手法

(1)施术者将刮痧介质涂布在受术者待刮拭的部位以润滑皮肤,持刮板平面朝下倾斜45°,按血液循环方向(由上至下,由内至外)顺次刮拭,以舒筋活血;先刮拭背部,以脊柱为中心,宽6~8厘米,由上至下从大椎刮至肾俞;再依次刮拭前胸,从胸骨中线开始由内向外角刮天突至膻中;最后刮拭手臂阴经。

(2)刮拭时,用力要均匀、适中。当刮至穴位处应以刮痧手法中的泻法为主,反复刮拭。在同一经脉上必须刮拭至出痧(轻者皮肤出现潮红,重者出现紫红色痧点),再刮拭其他部位。刮拭结束后,嘱患者饮温开水,以帮助新陈代谢。

辨 属实证者,诸穴用泻法;属虚证者,脾俞、肺俞、肾俞用补法。

疗程 每日1次,5次为1个疗程。一般2~4次显效,能否治愈因个人体质而异。

注意事项

（1）刮拭后的 2～3 天内刮拭处会出现疼痛现象，属正常反应，无须停止治疗。治疗期间禁食海鲜、蚕蛹等易导致过敏的食物。

（2）症状较重时应配合药物治疗。

支气管扩张

支气管扩张是一种感染性疾病，是因慢性炎症的损伤造成的支气管壁破坏和管腔扩张与变形。临床主要表现为起病慢、病程长、长期咳嗽、咳大量脓性痰、反复咯血等。支气管扩张患者的咳痰量较多，一天可达 100 ～ 400 毫升，常于变换体位时咳出。痰液静置数小时后可分 3 层，上层为泡沫，中层为黏液，下层为脓液和坏死组织。如为厌氧菌感染者可有恶臭脓痰。支气管扩张患者可反复出现咯血，血量多少不等。

支气管扩张在中医临床中属"咳嗽""肺痈""痰饮""咯血"的范畴。中医学认为，支气管扩张病位在肺，与肝、脾、肾三脏相关。本病一般可分为热伤肺络型、痰浊阻肺型和脾肺两虚型。

治则　祛痰排脓，宣肺止咳。

方法　采用直接刮法。

介质　刮拭用油可选用痹痛刮痧液。

部位及选穴

背部　肺俞、风门、膏肓、大椎、定喘、脾俞、肾俞。

胸腹部　天突、膻中、中府、中脘。

上肢部　孔最、尺泽、曲池。

操作手法

（1）施术者将刮痧介质涂布在受术者待刮拭部位以润滑皮肤，持刮板平面朝下倾斜45°,按血液循环方向(由上至下,由内至外)顺次刮拭,以舒筋活血;先刮拭背部,大椎、定喘重刺激用泻法,以脊柱为中心,宽6~8厘米,由上至下从大椎刮至肾俞;再刮拭前胸,从胸骨中线开始由内向外角刮天突至膻中,点按中脘。最后刮拭上肢部。

(2)刮痧时,用力要均匀、适中。当刮至穴位处时应以刮痧手法中的泻法为主,反复刮拭。在同一经脉上必须刮拭至出痧后(轻者皮肤出现潮红,重者出现紫红色痧点),再刮拭其他部位。刮拭结束后,嘱患者饮热饮或温开水,以帮助新陈代谢。穴位可交替使用。

辨 *热伤肺络、痰浊阻肺型,诸穴用泻法;属脾肺两虚者,肺俞、脾俞、肾俞用补法。*

疗程 隔日1次,5次为1个疗程。

胸膜炎

胸膜炎是由感染、肿瘤变态反应或由物理、化学等因素引起的脏、壁两层胸膜的炎症性病变。临床主要表现为发热、胸痛,渗出液多时可压迫心、肺而引起呼吸困难。

中医学认为,胸膜炎多因内有水湿痰饮,复感外邪,交阻胸胁,肺气受阻,肃降失司所致。饮停胸胁,阻遏少阳,故胸肋疼痛;饮阻于肺,肺失宣发,故出现咳嗽、咳痰、气促。本病一般可分为邪郁少阳型、饮停胸胁型、气滞血瘀型、阴虚邪恋型和脾虚饮停型,前三型多为实证,后两型多为虚证。

治则 清热解毒,泻肺逐饮。

方法 采用直接刮法。

介质 刮拭用油可选用正红花油或石蜡油。

部位及选穴

背部 大杼、风门、肺俞、脾俞、肾俞。

胸肋部 膺窗、膻中、中府、大包。

上肢部 外关、尺泽、曲池。

操作手法

（1）施术者持握刮板与受术者皮肤成45°，按照由上至下或由内至外的顺序刮拭背部穴位，手法宜重，以驱邪外出。

（2）膺窗以点揉为主。

（3）力度以受术者感觉舒适为度，对选择的刮痧部位反复刮拭，直至刮拭出痧痕为止。

辨 属实证者，以泻法为主；属虚证者，肺俞、脾俞、肾俞用补法。

疗程 每周1次，7次为1个疗程。

注意事项

应查明病因，需配合中、西药物治疗，如果是结核性胸膜炎，应配合抗结核药物治疗。

心脏神经症

心脏神经症是指心脏没有器质性病变，心前区疼痛与心脏神经功能失常和患者对局部的感觉过于敏感有关。心理因素、疲劳、物理刺激（如寒冷）等往往是疼痛发生的诱因。临床主要表现为心前区的短暂刺痛或较长时间的隐痛、憋闷，有时可出现气闷、呼吸不畅，深吸气1~2次或做叹息性呼吸后可缓解，常伴有心悸、疲乏、头晕等一些神经衰弱症状。

中医学认为，平素心气怯弱，或久病心血不足致使心神不宁，此属虚证；或因痰火内扰，气滞血瘀而致，多属实证。

治则　理气宁心。

方法　采用直接刮法。

介质　刮拭用油可选用正红花油或刮痧活血剂。

部位及选穴

头部　印堂、百会。

背部　心俞、厥阴俞、膈俞、脾俞、肩井。

腹部　中脘、气海、关元。

上肢部　内关、神门、间使。

操作手法

(1)取坐位:嘱患者俯坐,伏于椅背上暴露后颈部和背部,刮拭百会和肩井,然后刮拭脊柱及其两侧的膀胱经,重点刮厥阴俞、心俞。

(2)取仰卧位:先刮印堂、中脘、神门、间使、内关,然后从气海刮到关元。

(3)力度以患者能耐受为度,对选择的刮痧部位反复刮拭,直至刮拭出痧痕为止。

辨　属实证者,除气海、关元外均用泻法;属虚证者,脾俞、气海、关元、神门用补法。

疗程　每周治疗1次,连续治疗7~10次为1个疗程。

注意事项

应对患者进行详细检查,排除其他器质性疾病。

心律失常

心律失常是指心脏冲动的起源和节律、传递顺序以及冲动在心脏各部位的传递速度中的任何一项出现异常。心律失常的分类方法多种多样,其中一种是按照心律失常时心率的快慢分为快速性和缓慢性心律失常两大类。快速性心律失常包括窦性心动过速,房性、房室交界区性和室性的期前收缩、心动过速、扑动和颤动。此外,还包括频率在每分钟 100 次以上的加速的自主心律。缓慢性心律失常则包括窦性心动过缓、窦房和房室传导阻滞、室上性和室性逸搏与逸搏心律。临床主要表现为心悸、头晕、胸闷、气短、神疲乏力,甚至昏厥等。刮痧适用于窦性心动过速,房性、房室交界区性的期前收缩等的治疗。

中医学认为,心律失常病位在心,与肝、脾、肾密切相关。病变表现为虚证,或实证,或虚实夹杂。由气血虚弱引起者属虚证;由痰火、瘀血所致者属实证。

治则　宁心定悸。

方法　采用直接刮法。

介质　刮拭用油可选用正红花油或刮痧活血剂。

部位及选穴

背部　心俞、膈俞。

胸部　膻中。

四肢部　内关、神门、足三里。

操作手法

(1)取俯卧位:暴露背部,刮拭脊柱两侧的膀胱经,重点刮膈俞、心俞。

(2)取仰卧位:先刮膻中,然后刮内关、神门,最后轻刮足三里。

(3)力度以患者能耐受为度,对选好的刮痧部位反复刮拭,直到刮拭出痧痕为止。

辨　属实证者,膈俞用泻法;属虚证者,心俞、足三里用补法。

疗程　每周治疗 1 次,连续治疗 7～10 次为 1 个疗程。

注意事项

刮痧对改善心律失常症状有明显疗效。治疗期间患者应注意休息,避免劳累和情绪波动。

心绞痛

心绞痛是由于冠状动脉发生粥样硬化或痉挛,使管腔发生狭窄或闭塞导致供血不足,造成心肌暂时性和可逆性缺血、缺氧所引起的疾病。临床主要症状为心胸部持续憋闷,劳累后胸骨后部有压榨性疼痛,可放射至心前区与左上肢,持续数分钟,休息或服用硝酸酯制剂后可缓解。

中医学认为,心绞痛的病位在心,与肝、脾、肾三脏盛衰相关。本病由年老体弱、先天不足、思虑过度耗伤心脾引起阴阳气血不足所致,尤以气阴两虚多见;因膏粱厚味、七情、寒邪产生之气滞、血瘀、痰浊、寒凝、热结阻遏胸阳,闭塞心络,痹而致痛。

治则　化瘀通络,理气止痛。

方法　采用直接刮法。

介质　刮拭用油可选用正红花油或刮痧活血剂。

部位及选穴

背部　厥阴俞、心俞、膈俞、至阳、灵台。

胸部　膻中、乳根、巨阙。

上肢部　内关、间使。

操作手法

(1)取俯卧位:刮拭脊柱及其两侧的膀胱经,重点刮厥阴俞、心俞、至阳、灵台。

(2)取仰卧位:刮上肢,自内关向间使方向刮,然后刮膻中、乳根、巨阙,向两侧刮。

(3)力度以患者能耐受为度,对选好的刮痧部位反复刮拭,直至刮拭出痧痕为止。

辨　属实证者,用泻法;属虚证者,心俞、巨阙用补法。

疗程　一般 1 次即可见效。

注意事项

(1)刮痧对减轻心绞痛有明显疗效,但如心绞痛频繁发作或病情加重,应配合中、西药治疗。

(2)患者发病期间应注意休息,避免劳累和情绪波动,饮食宜清淡并忌烟、酒。

高血压

高血压是临床常见的一种以体循环动脉血压升高为主要症状的综合征,临床主要表现为血压增高时,出现头痛、头晕、头胀、耳鸣、面红、失眠等症状,病情较重者可发生头重脚轻、视力减退、心悸、气短、健忘,甚至导致中风等严重疾病。

中医学认为,高血压的发病常与情志失调、饮食不节、内伤虚损等因素有关,病位与肝、肾、脾密切相关。本病一般可分为三型。肝火亢盛型,见眩晕、头胀痛、面赤烦急、口苦、便干溲赤,舌红苔黄,脉弦滑;阴虚阳亢型,见头痛、眩晕、耳鸣、头重脚轻、心烦失眠、腰膝酸软,舌嫩红少苔,脉细数;肾精不足型,见眩晕、耳鸣、精神萎靡、失眠健忘、腰膝酸软。阴虚明显者,见五心烦热,舌红少苔,脉细数;阳虚明显者,见畏寒肢冷,舌淡,脉沉细无力。

治则　滋肾平肝,镇肝潜阳。

方法　采用直接刮法。

介质　刮拭用油可选用正红花油或刮痧活血剂。

部位及选穴

头颈部 太阳、风池。

背部 膈俞、肝俞、肾俞。

四肢部 太冲、三阴交、曲池、足三里。

操作手法

(1)刮拭头颈:嘱患者俯坐,伏于椅背上暴露后颈部和背部,刮拭头颈和两肩,自风池向肩井方向刮拭,再沿膀胱经自上而下刮拭,在膈俞、肝俞、肾俞处加重刺激,然后按揉太阳。

(2)取仰卧位:先刮上肢的曲池,然后刮上肢的背侧,再从肩部刮到手背侧的中指部。下肢部先刮足三里,然后刮小腿内下方,从三阴交刮到太冲,最后点揉太冲。

(3)力度以患者能够耐受为度,对选好的部位反复刮拭,直至刮拭出痧痕为止。

辨 属肝火亢盛、阴虚阳亢者,肝俞、膈俞、太冲、曲池用泻法;属肾精不足者,肝俞、肾俞、足三里用补法。

疗程 每周治疗1次,连续治疗7~10次为1个疗程,隔10天进行第2个疗程。经2个疗程治疗无效者,改用其他疗法。

注意事项

患者应进低盐、低脂饮食,多食蔬菜、粗粮,戒除烟、酒等不良生活习惯,做到合理运动,充足睡眠。如果是继发性高血压,应积极治疗原发疾病。

低血压

成人动脉血压低于 90/60 mmHg(毫米汞柱)时被认为是低血压,多见于营养不良和体质差的人,由于血压偏低,血流缓慢,脑部血管和心脏冠状动脉血流量减少,造成供血不足而引起缺血、缺氧。

慢性低血压一般可分为体质性低血压、体位性低血压、继发性低血压三类,主要临床表现可有头晕、头痛、食欲不振、疲劳、脸色苍白、消化不良、晕车船等;严重时可出现直立性眩晕、四肢冷、心悸、呼吸困难、共济失调、发音含糊,甚至昏厥,需长期卧床。低血压的主要危害包括视力、听力下降,诱发或加重阿尔茨海默病,头晕、昏厥、跌倒,使骨折的发生率大大增加,乏力、精神疲惫、心情压抑、忧郁等情况经常发生,影响生活质量。

中医学认为,低血压属于"眩晕""虚劳""厥证"等范畴,主要表现为虚证,轻者表现为心阳不足、脾气虚衰和中气不足,重者表现为心肾阳衰、亡阳虚脱。本病辨证可分为五型,即气虚证、血虚证、气血两虚证、脾肾阳虚证、气阴两虚证。

治则 补益气血。

方法 采用直接刮法。

介质 刮拭用油可选用正红花油或石蜡油。

部位及选穴

头部 百会。

背部 厥阴俞、心俞、脾俞、肾俞。

胸腹部 膻中、中脘、关元。

上肢 内关。

下肢 足三里、三阴交、涌泉。

操作手法

(1)施术者持握刮板与受术者皮肤成45°,按由上至下或由内至外的顺序刮拭头部、背部、胸腹部及四肢部穴位。

(2)力度以受术者感觉舒适为度,对选好的刮痧部位反复刮拭,直至刮拭出痧痕为止。

疗程　每隔 3 天治疗 1 次,10 次为 1 个疗程。

注意事项

(1)患者应积极参加体育锻炼以改善体质。运动量要逐渐增加,不能操之过急,但要持之以恒。

(2)患者的生活要有规律,饮食要富有营养。

冠心病

冠心病是冠状动脉粥样硬化性心脏病的简称,是一种由于冠状动脉固定性(动脉粥样硬化)或动力性(血管痉挛)狭窄或阻塞,发生冠状循环障碍,引起心肌氧供需之间失衡而导致心肌缺血、缺氧或坏死的心脏病,亦称缺血性心脏病。

由于病理解剖和病理生理变化的不同,本病有不同的临床表型。近年临床上趋于将本病分为急性冠脉综合征和慢性冠脉病两大类。前者包括不稳定型心绞痛、非 ST 段抬高性心肌梗死和 ST 段抬高性心肌梗死;后者包括稳定型心绞痛、冠脉正常的心绞痛、无症状性心肌缺血和缺血性心力衰竭。

中医学认为,冠心病的发生是由于年老体衰,脏腑功能虚损,阴阳气血失调,加之七情六淫的影响,导致气滞血瘀,胸阳不振,痰浊内生,使心脉痹阻而致病。胸阳不振属虚证,由气滞血瘀和痰浊内生所致者属实证。

治则　疏风散寒,温经通络,行气活血。

方法　采用直接刮法。

介质　刮拭用油可选用正红花油或石蜡油。

部位及选穴

背部　心俞、膈俞、至阳、厥阴俞。

胸部 膻中、乳根。

上肢 内关、通里、神门。

操作手法

(1)施术者持握刮板,与皮肤成45°,由上至下或由内至外,先刮背部,再刮位于前胸的膻中、乳根,然后刮位于上肢的内关、通里、神门。

(2)各穴以平补平泻为主,对选好的刮痧部位反复刮拭,至刮拭出痧痕为止。

辨 属实证者,厥阴俞、膈俞用泻法;属虚证者,心俞、厥阴俞、至阳用补法。

疗程 一般7~10次为1个疗程,根据病程长短及证型的虚实而决定具体的疗程。

注意事项

患者平时需随身携带硝酸甘油或速效救心丸等急救药品。在医生的指导下做有氧运动,逐渐形成好的体力并使心脏功能得到恢复,注意休息、戒烟、戒酒。

发作性膈肌痉挛

发作性膈肌痉挛,俗称"打嗝",是由于膈肌不自主地间歇性收缩,致使胃气上逆的一种病症。本病大多数为单独出现,亦可继发于其他疾病。其病因多与胃、肠、腹膜、纵隔、食管疾病有关。另外,不良精神因素、寒凉刺激或饮食不慎亦常为本病的诱发因素。

中医学认为,本病多因饮食不节或情志不和,正气亏虚而致胃失和降,胃气上逆动膈所致;或因受寒凉刺激,干扰胃气所致;或因饮食不节,过食生冷、吞食过急而损伤胃气所致;或因情志抑郁,肝气犯胃,正气虚弱,中气虚损所致;亦可因肾气不纳,致使气逆上冲所致。多突然发作呃声,呃逆初起,呃声响亮,多属实证;久病呃逆,气怯声低,神疲形枯,多属虚证。

治则 降逆止呃。

方法 采用直接刮法。

介质 刮拭用油可选用石蜡油。

部位及选穴

背部 大椎、大杼、膏肓、神堂、膈俞、肝俞、胆俞、脾俞、胃俞、三焦俞。

胸部 膻中、中脘。

上肢 内关。

操作手法

(1)受术者呈坐位或俯卧位,施术者使用重刺激的泻法,刮拭受术者的大椎、大杼、膏肓、神堂,待出现青紫或紫色痧点、瘀斑后,再同样以重手法刮拭膈俞、肝俞、胆俞、脾俞、胃俞、三焦俞。若采取俯卧位则使患者翻身后再由天突沿正中线向下经膻中刮至中脘,点揉内关。

(2)力度以受术者能够耐受为度,以泻法为主,对选好的部位反复刮拭,直至刮拭出痧痕为止。

辨 因胃寒而呃逆者,点按内关、中脘,以使局部发热为度;胃热用泻法加刮内庭;胃虚用补法,加刮足三里、气海;阴虚加刮太溪;肝郁加刮太冲;痰多加刮丰隆。

疗程 根据疾病的缓急而决定,一般1次即可见效。

注意事项

如果症状持续不缓解,有可能是由胃、横隔、心脏、肝脏疾病或者肿瘤导致,应及时去医院进行详细检查。

慢性胆囊炎、胆石症

慢性胆囊炎系胆囊慢性炎症性病变。本病多慢性起病,也可由急性胆囊炎反复迁延发作而来。胆石症是指胆道系统内有结石,可发生于胆囊或胆管。本病患者平时大多无症状,部分患者仅表现为一般的消化不良症状。当胆石从胆囊移动至胆囊管或胆总管,或从扩张的胆总管移行至壶腹部时,由于胆囊或胆总管平滑肌扩张及痉挛,因而产生胆绞痛。慢性胆囊炎的主要临床表现是以右胁下不适或持续性钝痛为特征,亦可以持续多年而毫无症状。患者右上腹痛常发生于晚上和饱餐后,呈持续性疼痛,部分患者的疼痛可向右侧肩胛下区放射,发作的间歇期可有右上腹胀痛、不适或胃脘灼热、嗳气、泛酸等症状。

中医学认为,慢性胆囊炎病位在肝、胆,与脾、胃、肾有关。本病一般可分为肝气郁滞型、肝胆湿热型和脾胃虚弱型,前两者属实证,后者属虚证。

治则　疏肝利胆,行气止痛。

方法　采用直接刮法。

介质　刮拭用油可选用刮痧活血剂。

部位及选穴

背肋部　肝俞、胆俞、期门、日月。

下肢部　胆囊穴、足三里、阳陵泉、丘墟、太冲。

操作手法

(1)施术者持握刮板与受术者皮肤成45°,按由上至下或由内至外的顺序刮拭患者的背肋部、下肢及足部,以疏利肝胆。

(2)力度以受术者能够耐受为度,至自觉胆囊区疼痛减轻或出现明显痧痕为止。

辨　属实证者,诸穴以泻法为主;属虚证者,肝俞、足三里用补法。

疗程　7 次为 1 个疗程,根据疾病的缓急、病程的长短而决定治疗时间。

注意事项

(1)每次治疗不必尽取诸穴,可交替选穴。刮痧等保守治疗无效者可考虑手术治疗。

(2)患者平日进食应以清淡、易消化的食物为主,急性发作期忌食油炸食物,宜定时、定量,少食多餐,不宜过饱。

急性胃炎

急性胃炎是指由各种原因引起的急性胃黏膜的炎性改变,以单纯性、感染性胃炎为多见。本病是临床常见病、多发病,在中老年人中多见,常因暴饮暴食或食用污染不洁的食物所致。本病的主要症状为上腹部不适或骤然疼痛,疼痛可有胀痛、冷痛、热痛、隐痛、刀割样剧痛等。

中医学认为,本病多因外邪犯胃或饮食不慎而致中焦气机不利,纳运失常,胃失和降,浊气上逆所致。

治则　和胃止痛。

方法　采用直接刮法。

介质　刮拭用油可选用正红花油或石蜡油。

部位及选穴

背部　大椎。

腹部　中脘、天枢。

上肢部　内关、手三里。

下肢部　足三里。

操作手法

(1)施术者持握刮板与受术者皮肤成45°,按由上至下或由内至外的顺序刮拭穴位,以顺气散寒除热、和胃止痛。

(2)力度以受术者能够耐受为度,对选好的刮痧部位反复刮拭,直至刮拭出痧痕为止。

疗程 对于急性胃痛1次即可起到止痛的作用。

注意事项

胃炎的发生、发展与饮食密切相关,患者切忌暴饮暴食及过食生冷、油腻之品。

慢性胃炎

慢性胃炎是指由各种原因引起的慢性胃黏膜的炎性改变,包括浅表性胃炎、萎缩性胃炎和肥厚性胃炎。本病是临床上的常见病、多发病,尤在中老年人中多见。本病的主要症状为上腹部不适或疼痛,疼痛反复发作,常伴有痞闷或胀痛、嗳气、泛酸、恶心、呕吐等症状。

中医学认为,本病多因外邪犯胃或饮食不慎而致中焦气机不利,纳运失常,胃失和降,浊气上逆所致;或因精神刺激,情志不畅,气机逆乱,肝气犯胃所致;或因外邪内侵,劳累受寒,克犯脾胃等所致。每遇过度劳累、饮食失节、精神紧张或气候变化而反复发作、迁延不愈或疼痛加剧。在背部从膈俞至胃部之间的相应部位可出现压痛点。本病一般可分为肝胃不和型、胃络瘀阻型、脾胃虚弱型、脾虚胃热型和胃阴不足型,前两型属实证,后三型属虚证。

治则 和胃止痛。

方法 采用直接刮法。

介质　刮拭用油可选用正红花油或石蜡油。

部位及选穴

背部　脾俞、胃俞、膈俞、胆俞、三焦俞、肾俞。

腹部　中脘、天枢。

上肢部　内关、手三里。

下肢部　足三里。

操作手法

（1）施术者持握刮板与受术者皮肤成45°，按由上至下或由内至外的顺序刮拭穴位，以顺气散寒除热、和胃止痛。

（2）力度以受术者感觉舒适为度，对选好的刮痧部位反复刮拭，直至刮拭出痧痕为止。

辨　属实证者，胃俞、三焦俞、膈俞、中脘用泻法；属虚证者，脾俞、胃俞、肾俞、足三里用补法。

疗程　隔日1次，要坚持治疗2周以上。

注意事项

患者要坚持治疗，少食辛辣等刺激性的食物。对患有萎缩性胃炎者，可长期饮用酸牛奶及食用酸性食物，有助于萎缩性胃炎的治疗。

急性胃肠炎

急性胃肠炎是指由各种原因引起的急性胃肠道黏膜的弥漫性炎症。本病多发于夏、秋两季，多因饮食不洁，冷热不调，误食腐败、有毒、刺激性或不易消化的食物所致。临床表现为起病急骤，突然感到恶心，呕吐馊腐食物，腹痛，腹泻，泻下物呈黄色稀水，有恶臭，少数含有黏液，但无脓血。

中医学认为，本病病位在脾、胃与大、小肠，因感受暑湿秽浊之气，饮食不洁,暴饮暴食,恣食肥甘或生冷不洁之品而损伤脾胃所致。本病的主要病机为湿盛与脾胃功能障碍,以实证为主,一般分为寒湿困脾型、湿热下注型和食积滞中型。

治则　清利湿热,调和肠胃。

方法　采用直接刮法。

介质　刮拭用油可选用刮痧油或石蜡油。

部位及选穴

背部　大椎、大杼、膏肓、神堂、关元俞。

腹部　天枢。

上肢部　合谷、内关、曲池。

下肢部　足三里、上巨虚、阴陵泉、曲泽、委中。

操作手法

(1)受术者取俯卧位,施术者持握刮板,与受术者皮肤成45°,按由上至下、由内至外的顺序刮拭大椎、大杼、膏肓、关元俞及神堂,配合刮拭天枢、足三里、上巨虚、阴陵泉、曲泽及委中。

(2)手法以平补平泻为主,力度以受术者能够耐受为度,对选择的部位反复刮拭,直至刮拭出痧痕为止。

辨　腹痛甚者加刮合谷、三阴交;恶心、呕吐者加刮内关;发热者加刮曲池;里急后重者加刮关元俞。

疗程　一般1次显效,1~3次可治愈。

注意事项

患者常有呕吐、腹泻等症状,失水较多,因此需注意补充液体,可供给鲜果汁、藕粉、米汤、蛋汤等流质食物,尽量减少蔗糖的摄入,酌情多饮开水、淡盐水。

慢性肠炎

慢性肠炎是指由于各种原因引起的慢性肠壁黏膜的炎症病变。本病的主要临床表现为腹痛、腹泻、腹胀、肠鸣、大便稀薄或间有黏液,反复发作,缠绵难愈。

中医学将此病归因于脾胃功能障碍,大小肠功能失调。感受外邪、饮食所伤、情志失调属实证;脾胃虚弱、肾阳虚衰属虚证。

治则　补脾益肠。

方法　采用直接刮法。

介质　刮拭用油可选用刮痧油或石蜡油。

部位及选穴

背部　肾俞、脾俞、大肠俞、次髎。

腹部　下脘、天枢、气海、关元。

下肢部　足三里。

操作手法

(1)受术者取俯卧位,施术者持握刮板,与受术者皮肤成45°,按由上至下或由内至外的顺序刮拭肾俞、脾俞、大肠俞、次髎,再从上至下沿膀胱经刮拭,穴位处重点刺激。出痧后,受术者翻身取仰卧位,施术者刮下脘、天枢,再自上而下刮拭气海、关元,最后刮足三里。

(2)手法以轻柔补法为主,对选好的部位反复刮拭,至刮出浅红色痧痕即止。

辨　属实证者,大肠俞、次髎、下脘、天枢用泻法;属虚证者,脾俞、肾俞、气海、关元、足三里用补法。

疗程　一般1次显效,5次为1个疗程。

注意事项

患者日常注意饮食，不要过食寒凉及油腻之品。

胃下垂

胃下垂是由于胃支持韧带的松弛或胃壁的弛缓以致在站立时，胃下缘达盆腔，胃小弯弧线最低点降到髂嵴连线以下的病症。本病可由多种原因引起，如体形瘦长，腹肌不结实，腹压突然下降，多次生育使腹肌受伤等。患者多为瘦长体形，常伴有眩晕、心悸、乏力、直立性低血压等症状。

本病的临床症状可见形体消瘦，食欲减退，腹部胀闷、疼痛，饭后饱胀感更明显，自觉有下坠感或腰带束紧感，伴有恶心、嗳气、头晕、面色萎黄、全身乏力、心慌、失眠或腹泻与便秘交替出现等，行走、食后加重，平卧减轻，上腹部平坦，下腹部膨隆，腹肌松弛，肌力降低，稍压可触及腹内动脉搏动，常有振水音。行胃肠钡餐造影有助于确诊。

中医学认为，导致本病的原因多为饮食失节，七情内伤，劳累过度，病后失养等。病机以气阴不足为本，夹气滞、痰饮、血瘀为标，有时标本互见。本病一般可分为脾虚气陷型、胃阴不足型、痰饮内停型和气虚血瘀型。

治则　补中益气，健脾和胃。

方法　采用直接刮法。

介质　刮拭用油可选用正红花油或石蜡油。

部位及选穴

背部　百会、膈俞、脾俞、胃俞。

腹部　中脘、天枢。

上肢部　内关、手三里。

下肢部　足三里。

操作手法

(1)施术者持握刮板与受术者皮肤成45°,按由上至下或由内至外的顺序刮拭穴位,以益气健脾,升提止陷。

(2)刮拭时,应轻柔地对选好的刮痧部位反复刮拭,至刮拭出浅红色痧痕即止。

辨 属痰饮内停者,中脘用泻法;属气虚血瘀者,膈俞用泻法。

疗程 5～7次为1个疗程,治疗周期因病程长短及个人差异而异。

注意事项

(1)患者的饮食应注意营养,少食多餐,忌食生冷、刺激性强、不易消化的食物。饭后可取头低脚高位,卧床休息片刻。

(2)患者的生活起居要有规律,睡眠以仰卧及右侧卧位为佳,应避免精神紧张、思虑过度、情志失调。

功能性便秘

功能性便秘是指大便次数减少,排便间隔时间过长,粪便干燥难解,或欲大便而艰涩不畅、无力排出的一种病症。在正常情况下,食物通过胃肠道,经过消化、吸收后,所剩糟粕的排泄需要24～48小时,若排便间隔超过48小时,即可视为便秘。本病时发时止,或排便艰涩不畅,或粪便干燥坚硬,状如羊屎。导致本病的原因有摄入的食物缺少纤维素,未养成定时大便的习惯等。

中医学认为,本病多因排便动力缺乏,或津液枯燥所致;或因年老体弱,气血双亏,津液不足,肾阳虚衰所致;或因忧愁思虑,情志不畅,日久伤脾,脾运化功能低下所致。本病一般分热秘、寒秘、气秘、血秘四种类型,前两种多属实证,后两种多属虚证。

治则 润肠通便,行气导滞。

方法 采用直接刮法。

介质 刮拭用油可选用正红花油或石蜡油。

部位及选穴

背部 小肠俞、中髎。

腹部 大横、腹结、天枢、外陵。

上肢部 支沟。

下腹部 足三里、上巨虚。

操作手法

(1)施术者持握刮板与受术者皮肤成45°,按由上至下或由内至外的顺序刮拭穴位,以补益脾胃之气,消积导滞。

(2)各穴以重手法为主,对选好的刮痧部位反复刮拭,至刮拭出痧或有便意即止。

辨 属实者,各穴以重手法、泻法为主;属虚者,足三里、大横以补法为主。气滞湿阻型、湿热蕴结型、脾虚湿停型和脾肾阳虚型加刮胃俞、大肠俞、小肠俞、中脘。

疗程 1次即可见效,3~7次为1个疗程。

注意事项

患者应养成每天定时解大便的习惯,多吃绿叶蔬菜、黄豆、红薯等富含纤维素的食物,少吃辛辣刺激性的食物,生活要有规律,避免精神刺激。

慢性非特异性结肠炎

慢性非特异性结肠炎的主要临床表现为反复发作或持续性的腹痛、腹泻、排黏液脓血便等肠道症状。部分患者还有口腔黏膜溃疡、皮肤溃疡、结节性红斑、关节痛、结膜炎、虹膜炎、角膜炎等肠外表现。中、重度患者还可出现发热、营养不良、贫血,甚至水、电解质平衡紊乱。本病按病程经过可分慢性复发型、慢性持续型、急性暴发型和初发型四种类型。

中医学认为,本病的发生与肝、脾、大肠诸脏腑有关,往往是多因素共同作用致病。基本病机为湿郁气滞于大肠。本病一般可分为气滞湿阻型、湿热蕴结型、脾虚湿停型和脾肾阳虚型。

治则 健脾祛湿。

方法 采用直接刮法。

介质 刮拭用油可选用正红花油或石蜡油。

部位及选穴

背部 脾俞、胃俞、大肠俞、小肠俞。

腹部 中脘、天枢。

上肢部 内关、手三里。

下肢部 足三里、上巨虚、下巨虚。

操作手法

(1)施术者持握刮板与受术者皮肤成45°,按由上至下或由内至外的顺序刮拭穴位,以清热祛湿为主,调气和血行滞。

(2)力度以受术者能够耐受为度,对选好的刮痧部位反复刮拭,至刮拭出痧痕即止。

辨 属气滞湿阻和湿热蕴结者,胃俞、大肠俞、小肠俞、中脘、天枢、上巨虚、下巨虚用泻法;属脾虚湿停和脾肾阳虚者,天枢、上巨虚、下巨虚以泻法为主,脾俞、胃俞、大肠俞、小肠俞、中脘、足三里手法以轻柔补法为主。

疗程 5~7次为1个疗程,治疗周期因人而异。

注意事项

患者应注意劳逸结合,不可过度劳累,宜少量多餐,补充多种维生素;勿食生冷、油腻、辛辣及多纤维素的食物,忌烟、酒;注意食品卫生,避免肠道感染诱发或加重本病;避免精神刺激,解除各种精神压力。

消化性溃疡

消化性溃疡是一种起病缓慢,以反复发作的节律性、周期性上腹部疼痛为主要特征的疾病。胃溃疡的疼痛部位多在剑突下偏左,十二指肠溃疡的疼痛部位多在剑突下偏右,疼痛性质可为钝痛、灼热痛、饥饿痛、刺痛,甚则刀割样疼痛等,常具有反复性、局限性、节律性和周期性。胃溃疡多发生在进食后1~2小时,空腹时疼痛减轻或缓解,其规律是进食→疼痛→缓解;而十二指肠溃疡的疼痛多在进食后3~4小时发生,又称空腹痛,进食可缓解,其规律是进食→缓解→疼痛。本病可因寒冷、饮食、情绪的影响而诱发,服碱性药物后可缓解。

中医学认为,消化性溃疡的病位在胃,与肝、脾相关。频繁的七情刺激引起肝胃不和,以及长期饮食不节、劳倦内伤导致脾胃虚弱、气血失调而成。本病一般可分为肝气犯胃型、肝胃郁热型、脾胃虚寒型和胃阴亏虚型。

治则 疏肝理气,制酸止痛。

方法 采用直接刮法。

介质 刮拭用油可选用正红花油或刮痧活血剂。

部位及选穴

背部 脾俞、胃俞。

腹部 中脘、天枢。

上肢部 内关、手三里。

下肢部 足三里。

操作手法

(1)施术者持握刮板与受术者皮肤成45°,按由上至下或由内至外的顺序刮拭穴位,以顺气散寒除热、和胃止痛。

(2)力度以受术者能够耐受为度,对选好的刮痧部位反复刮拭,直至刮拭出痧痕为止。

辨 属肝气犯胃、肝胃郁热者,中脘、胃俞、天枢用泻法;属脾胃虚寒和胃阴亏虚者,脾俞、胃俞、足三里用补法。

疗程 隔日1次,5次为1个疗程。根据疾病的缓急、病程的长短及个人体质确定疗程。

注意事项

患者应注意精神及饮食调理,避免过度紧张与焦虑。饮食宜温软、定时,并戒烟、酒,养成良好的生活习惯,服药要遵医嘱,足疗程。逢天气变化、生活节律变化、紧张焦虑或出现溃疡病症状时,应及时服药,避免复发。

胆绞痛

胆绞痛是由于胆结石、急性胆囊炎、慢性胆囊炎、胆道蛔虫症和急性梗阻性化脓性胆管炎等引起的剧烈上腹部疼痛,伴有恶心、呕吐等症状,常在饱餐或进高脂肪餐后发作。疼痛剧烈,多在上腹部或右上腹,并放射至右肩部。痛时患者坐卧不安、弯腰,甚则哭喊、大汗淋漓、面色苍白、恶心、呕吐。本病一般初起时较轻,时作时止,反复发作;久之则愈痛愈烈,绞痛难忍。其中,胆道蛔虫症是由于肠道蛔虫上行钻入胆道而引发,好发于儿童及青少年人群。临床主要表现为突然发作剑突下阵发性"钻顶样"剧烈疼痛,面白肢厥,疼痛向背部放射,一次发作时间长短不一,多数发作时间较短,很少超过数小时。

中医学认为,本病多因湿热、气滞、瘀阻和虫扰等所致,且多互为因果,相互兼挟为患。

治则　疏肝利胆。

方法　采用直接刮法。

介质　刮拭用油可选用正红花油或刮痧活血剂。

部位及选穴

头部　迎香、四白。

腹部　日月、中脘。

下肢部　阳陵泉、足三里、胆囊穴。

操作手法

（1）施术者持握刮板，与受术者皮肤成45°，按由上至下或由内至外的顺序刮拭头部、腹部及下肢部。

（2）迎香、四白宜点按；腹部及下肢穴位宜用重手法刮拭，尤其在阳陵泉和胆囊穴处。力度以受术者能够耐受为度，对选好的刮痧部位反复刮拭，直至面部皮肤发红，其余部位出痧为止。

疗程　1~2次为1个疗程。

注意事项

患者日常要注意调节情绪，坚持治疗；饮食有节，避免过饥过饱，少食辛辣、油腻的食物，并忌烟、酒。

肾绞痛

肾绞痛多由肾结石及输尿管结石引起，常因剧烈运动而诱发。临床表现为腰部或腹部阵发性绞痛，可向下腹、外阴、大腿内侧放射，可伴有尿频、尿急、尿痛等泌尿系梗阻和感染症状；腰腹绞痛，剧痛难忍，或隐痛不止、尿血；疼痛多反复发作，缠绵难愈。

中医学认为，本病多因湿热下注，尿液浓缩成石阻塞尿路，使下焦气机郁闭不通而致。

治则　通淋止痛。

方法　采用直接刮法。

介质　刮拭用油可选用正红花油或石蜡油。

部位及选穴

背部　肾俞、膀胱俞。

腹部　关元、中极。

下肢部　委阳、阴陵泉、三阴交、太溪、商丘。

操作手法

（1）施术者持握刮板与受术者皮肤成45°，按由上至下或由内至外的顺序刮拭穴位。

（2）各穴以重手法为主，对选好的刮痧部位反复刮拭，至刮拭出痧痕即止。

疗程　一般1次即可见效。

注意事项

（1）刮痧疗法有明显的止痛作用，复发时再用仍有效，但此法仅为治标之法，如要根治应配合汤剂内治。

（2）对本病在进行刮痧治疗的同时，可配合中药利尿排石，并进行跳跃活动，有助于结石的排出。

失　眠

失眠又称不寐，是指经常不能获得正常睡眠的病症，多见于神经症、更年期综合征，以及素体虚弱或慢性疾病者。临床表现：有的患者表现为初睡困难，至半夜或天明始能入睡；有的患者初睡时不困难，易入睡，至半夜醒后不能再入睡;有的患者是睡后不久即醒,时时中断,或入睡不熟,似睡非睡。

中医学认为,心肾不交型见心烦不寐或稍寐即醒、心悸不安、五心烦热、头晕耳鸣、腰膝酸软、遗精、舌红、脉细数;心脾两虚型见失眠、多梦易醒、醒后难以入睡、心悸健忘、饮食无味,或腹胀便溏、倦怠乏力、舌淡、苔薄白、脉细弱;肝郁化火型见失眠、多梦易醒、性情急躁易怒、胸胁胀满、舌红、苔黄、脉弦数;痰热内扰型见失眠、头重、心烦口苦、痰多、胸闷、恶心、厌食、目眩、舌质偏红、苔黄腻、脉滑数。

治则 交通心肾,养心安神。

方法 采用直接刮法。

介质 刮拭用油可选用正红花油或石蜡油。

部位及选穴

头颈部 风池、四神聪、安眠。

背部 大椎、心俞、肝俞、脾俞、肾俞。

上肢部 神门。

下肢部 丰隆、三阴交。

操作手法

(1)用常规手法刮拭头面部各穴,采用点按法点按神门、三阴交。体质强壮者采用泻法(重刮为泻),体质消瘦、年龄较大者采用补法(轻刮为补)。

(2)力度以受术者能够耐受为度,对选好的刮痧部位反复刮拭,直至刮拭出痧痕为止。

辨 属心肾不交者,心俞用泻法,肾俞用补法;属心脾两虚者,心俞、脾俞用补法;属肝郁化火者,大椎用泻法;属痰热内扰者,丰隆用泻法。

疗程 2周为1个疗程,如效果较好可继续治疗2周。最好配合行为和饮食指导。

注意事项

患者可白天做适量的运动,晚餐吃清淡的食物,睡前喝杯加蜂蜜的牛奶也有助于安眠。

神经衰弱

神经衰弱是由大脑皮质兴奋与抑制失去平衡引起的一种常见的神经症,是一种由于精神忧虑或创伤、长期繁重的脑力劳动,以及睡眠不足等原因引起的精神活动能力减弱的病症。本病临床表现复杂,症状几乎可涉及所有器官、系统,最常见的临床症状为失眠多梦、头晕、疲倦无力、健忘、焦虑、忧郁等。本病患者以中老年人多见。中医辨证参考失眠分型。

治则　健脑补肾。

方法　采用直接刮法。

介质　刮拭用油可选用正红花油或石蜡油。

部位及选穴

头部　百会、太阳、风府、印堂、睛明。

胸部　膻中、期门、章门。

背部　心俞、胆俞、脾俞、肾俞。

上肢部　曲池。

下肢部　血海、三阴交、行间。

操作手法

(1)采用常规手法刮拭受术者头面部,采用点按法点按胸背部各穴。体质强壮者采用泻法(重刮为泻),体质消瘦、年龄较大者采用补法(轻刮为补)。

(2)刮拭头胸部时宜轻柔,其余部位的力度以受术者能够耐受为度,对选好的刮痧部位反复刮拭,直至刮拭出痧痕为止。

辨 属心肾不交者,心俞用泻法,肾俞用补法;属心脾两虚者,心俞、脾俞、血海用补法;属肝郁化火者,行间用泻法;属痰热内扰者,胆俞、曲池用泻法。

疗程 1周为1个疗程。

注意事项

对本病患者的治疗可配合行为指导及情绪调节,应避免吃提神及刺激性的食物,如酒、咖啡。煎炸、辛辣食物会加重肾脏的负担,亦应少吃为佳。

头 痛

头痛是临床常见的自觉症状,既可单独出现,亦可并发于其他疾病,如五官疾病、血管及神经系统疾病等都可以引起头痛。

中医学认为,头痛分为外感头痛和内伤头痛两大类。外感头痛起病较急,常伴有恶寒发热、鼻塞流涕等表证;内伤头痛起病缓慢,时发时止,缠绵难愈。又因其病邪随经络而致,故又有阳明头痛(前额痛)、太阳头痛(后头痛)、厥阴头痛(巅顶痛)和少阳头痛(偏头痛)之分。

治则 祛风除湿,通络止痛。

方法 采用直接刮法。

介质 刮拭用油可选用正红花油或石蜡油。

部位及选穴

头面部 头维、印堂、太阳、百会、风池、天柱、大椎、攒竹、阳白、阿是穴。

上肢部 列缺、合谷、曲池、外关。

下肢部 太冲、阳陵泉。

操作手法

(1)采用常规手法进行刮拭。体质强壮者采用泻法(重刮为泻),体质消瘦、年龄较大者采用补法(轻刮为补)。

(2)力度以受术者感觉舒适为度,对选好的刮痧部位反复刮拭,直至刮拭出痧痕为止。

辨 外感表邪者,加刮曲池、外关、大椎;阳明头痛者,加刮攒竹、阳白、合谷;少阳头痛者,加刮外关、阳陵泉、阿是穴;厥阴头痛者,加刮太冲、阿是穴;太阳头痛者,加刮列缺、天柱。

疗程 每日可以刮1~2次,12日为1个疗程。一般对刮痧疗法敏感的受术者3~5次就可以好转,头痛减轻,3个疗程之内临床症状消失。

注意事项

患者应尽早就医,接受系统检查,排除器质性病变。

周围性面瘫

周围性面瘫是由面神经核至面肌之间的下运动神经通路损害所致的面瘫。临床主要表现为额纹消失,不能皱额;口眼歪向健侧,笑时更明显;眼不能闭合,露睛流泪;鼻唇沟平坦;不能做鼓腮、吹哨、露齿等动作。本病通常急性起病,主要症状是一侧面部表情肌突然瘫痪,于数小时或1~2天到达高峰。病初可有耳后或下颌角疼痛。多数患者于洗脸、漱口时发现口角漏水,嘴角歪斜。

中医学认为,本病多由于人体正气不足,络脉空虚,风邪乘虚入中头面阳明脉络,使颜面一侧营卫不和,气血痹阻,经脉失养而发病。

治则 祛风通络。

方法 采用直接刮法。

介质 刮拭用油可选用正红花油或刮痧活血剂。

部位及选穴

头面部 阳白、迎香、颊车、地仓、太阳、攒竹、翳风、人中。

背部 风池、大椎。

上、下肢 合谷、太冲、阳陵泉。

操作手法

（1）施术者持握刮板，与受术者皮肤成45°，先按由上至下或由内至外的顺序刮拭项背部穴位，再刮颊车至地仓等头面部穴位，然后刮上肢，最后重刮太冲。

（2）力度以受术者能够耐受为度，对选好的刮痧部位反复刮拭，直至刮拭至面部皮肤发红、其他刮拭部位有痧痕为止。

辨 不能抬眉者加刮攒竹；鼻唇沟平坦者加刮迎香；耳后痛者加刮翳风（点按为主）；耳鸣者加刮阳陵泉。

疗程 隔日1次。5次为1个疗程，一般需治疗3周以上，病程持久者需长时间治疗。

注意事项

患者应加强功能性锻炼，如做抬眉、双眼紧闭、鼓气、张大嘴、努嘴、示齿耸鼻等动作。用湿热的毛巾热敷，每晚3～4次以上。勿用冷水洗脸，遇风、雨、寒冷时，注意头面部保暖。

面肌痉挛

面肌痉挛又称面肌抽搐或阵挛性面肌痉挛，指面神经所支配的肌肉发生无痛性、阵挛性收缩，常始于眼轮匝肌，随后波及口轮匝肌，几个月至几年内逐渐加重。严重者整个面肌及同侧颈阔肌均可发生痉挛，眼轮匝肌严重痉挛时眼睛不能睁开。本病安静时减轻，情绪紧张、疲劳、激动时加重，睡眠时消失。

面肌痉挛表现为电击样抽搐发作,有间歇期,自己不能控制。发作时,半侧面肌发生剧烈的、阵发性抽搐,眼睑紧闭,口角歪斜,抽搐时间短则数秒,长则十余分钟。本病严重影响患者的视力、语言、饮食和工作,有时可与三叉神经痛同时发作。晚期患侧面肌无力、萎缩,舌前 2/3 味觉可能丧失。

中医学认为,面肌痉挛是由于素体阴亏或体弱气虚引起的阴虚、血少、筋脉失养或风寒上扰于面部而致,病位在面部阳经,与肝、脾、肾、胆、胃等脏腑相关,病性或虚或实。

治则 益气养血,滋阴舒筋,疏风散寒。

方法 采用直接刮法。

介质 刮拭用油可选用正红花油或刮痧活血剂。

部位及选穴

头面部 下关、颊车、地仓、太阳。

项背部 风池、天柱、大椎、心俞、肾俞。

上、下肢 合谷、太冲。

操作手法

(1)施术者持握刮板,与受术者皮肤成45°,先刮拭项背部,按由上至下或由内至外的顺序刮拭,再刮颊车至地仓、太阳、下关,然后刮合谷、太冲。

(2)力度以受术者能够耐受为度,对选好的刮痧部位反复刮拭,直至面部皮肤发红、其他刮拭部位有痧痕为止。

(3)患侧以轻柔手法,健侧以稍重手法,下肢及项背部宜重刮。

疗程 隔日 1 次,5 次为 1 个疗程,一般需治疗 3 周以上,病程长者需长时间治疗。

注意事项

患者应加强功能性锻炼,如做抬眉、双眼紧闭、鼓气、张大嘴、努嘴、示齿耸鼻等练习。用湿热毛巾热敷,每晚 3~4 次以上。勿用冷水洗脸,遇风、雨、寒冷时,注意头面部的保暖。

三叉神经痛

三叉神经痛是指三叉神经分布范围内反复出现的阵发性、短暂的闪电样、刀割样疼痛,无感觉缺失等神经功能障碍的一种病症。本病病因目前尚不清楚,客观检查无器质性损伤,疼痛可因触及面部某一点(如谈笑、刷牙、洗脸时)而诱发,该处称为扳机点。临床主要表现为三叉神经痛仅限于三叉神经感觉分布区内,通常多发生于三叉神经的第 2 支与第 3 支,单发于第 1 支者较少见;疼痛不扩散至后头部,多见于上下唇、鼻翼、眼眶等处,向外放射;多发于 40 岁以上人群,尤以女性为多。本病一般分为发作期与缓解期,发作期起病急骤,疼痛为阵发性,为刀割、锥刺、电击样阵痛,来去突然,仅持续数秒至数分钟,频率自 1 天数次至 1 分钟多次,多于深夜发作,患者可在熟睡中痛醒。在发作数周或数月后常可自行缓解数月至数年,即为缓解期。病程越长,发作越剧烈,缓解期越短。

中医学认为,三叉神经痛多由风寒、风热阻络或肝火上逆、气虚瘀阻等原因所致。

治则 疏风散寒,温经通络,行气活血。

方法 采用直接刮法。

介质 刮拭用油可选用正红花油或刮痧活血剂。

部位及选穴

三叉神经第 1 支痛 阳白、攒竹、太阳、颊车、列缺。

三叉神经第 2 支痛 四白、巨髎、合谷。

三叉神经第 3 支痛 下关、颊车、大迎、承浆、合谷、侠溪。

操作手法

(1)三叉神经第 1 支痛:先刮阳白,再点揉攒竹、太阳、颊车,最后刮列缺。

(2)三叉神经第 2 支痛:先点揉四白,再点揉巨髎,最后刮合谷。

(3)三叉神经第 3 支痛:点揉下关、颊车、大迎、承浆,然后刮合谷、侠溪。

(4)力度以患者能够耐受为度,在各穴处施以手法,以平补平泻为主,对选好的面部刮痧部位反复刮拭,不要求出痧,刮至皮肤发红即可。

疗程　7 次为 1 个疗程,一般 1 个疗程即可治愈。少数病例较顽固,需长时间治疗。

注意事项

患者应保持心情舒畅。长期坚持按摩治疗,可减少发作次数并减轻疼痛程度,如捻掐环指两侧,每日数次;掐各趾蹼缘,重推足底各跖骨间隙及趾关节等。

脑梗死

脑梗死是指供应脑部血液的某部位动脉因粥样硬化等原因,发生管腔狭窄或闭塞和血栓形成,导致急性脑供血不足而引起的局部脑组织坏死。本病临床表现为发病前或可有反复发作的一过性局部肢体麻痹、乏力、头晕等前驱症状,多在安静状态下或在睡眠中急性、亚急性起病,症状常在数小时、半天或 1～2 天内达到高潮,以偏瘫、失语等症状最为常见。因受累血管的大小、所在部位、受累程度、侧支循环等情况不同,症状差异极大,轻者可无症状,重者可导致昏迷、脑梗而死亡,致残率极高。

中医学认为,本病主要是由于素体脏腑功能失调,气血、阴阳失去平衡,血脉凝涩,痹阻脑脉而并发中风。轻者仅局部肢体麻痹乏力,重者口眼㖞斜、半身不遂,亦可为闭为脱,残留偏瘫诸症难除,故宜及时行综合治疗。在患者生命体征稳定后可以配合使用刮痧疗法。

治则　行气活血,疏通经络。

方法　采用直接刮法。

介质　刮拭用油可选用刮痧活血剂或正红花油。

部位及选穴

头部　百会、人中、承浆、颊车、地仓、廉泉。

背部　哑门、大椎、至阳、命门、心俞、膈俞、肝俞、肾俞。

腹部　关元。

上肢　肩髃、曲池、内关、合谷。

下肢　环跳、委中、阳陵泉、足三里、三阴交、悬钟、太冲。

操作手法

(1)受术者取侧卧位,施术者持握刮板,与受术者皮肤成45°,按由上至下或由内至外的顺序刮拭其背部,以疏通督脉及膀胱经;受术者取仰卧位,施术者刮拭其上、下肢,刮拭路线尽量拉长。

(2)百会、人中、内关以点按为主,力度以受术者能够耐受为度。在各穴处施以手法,以平补平泻为主,合谷、太冲用泻法。对选好的刮痧部位反复刮拭,以出现痧痕为宜。

辨　口眼㖞斜者自地仓向颊车刮拭;言语不利者加刮哑门、廉泉。

疗程　7次为1个疗程,治疗时间根据病程的长短及受术者体质而决定,一般需长期坚持治疗。

注意事项

患者应保持心情舒畅;合理用药,将血压、血糖控制在正常范围内;保持大便通畅及足够的睡眠。

脑出血

脑出血通常指非外伤性脑实质内动脉破裂出血。出血部位约 80% 在大脑半球,20% 在脑干和小脑。临床主要表现为急骤起病,常于几分钟至 1~2 小时脑受损症状即可达到高峰。由于缺氧、缺血、脑水肿、脑血肿压迫而出现头痛、呕吐、意识障碍、抽搐等全脑症状和失语、偏瘫、偏盲、偏侧感觉障碍等脑部局部神经功能缺失症状,重者可出现脑疝或合并消化道出血等。

中医学认为,本病多由于平素脏腑阴阳失调,痰瘀隐伏与阻滞脑脉,加之恼怒等激发身中阳气之变动,阳化风动,血之与气,并走于上,直冲犯脑脉破血溢,清窍被扰、被蒙,脑脉被阻导致,轻者头晕、头痛、口眼㖞斜、半身不遂,重者昏仆、不省人事、为闭为脱。对于本病应当采用综合手段进行救治,在患者生命体征稳定后可以配合使用刮痧疗法。

治则 行气活血,疏经通络。

方法 采用直接刮法。

介质 刮拭用油可选用刮痧活血剂或正红花油。

部位及选穴

头部 百会、人中、颊车、地仓、廉泉。

背部 大椎、至阳、命门、心俞、膈俞、肝俞、肾俞。

腹部 关元。

上肢 肩髃、曲池、内关、合谷。

下肢 环跳、委中、阳陵泉、足三里、三阴交、太冲。

操作手法

(1)受术者取侧卧位,施术者持握刮板,与受术者皮肤成45°,按由上至下或由内至外的顺序刮拭其背部,以疏通督脉及膀胱经;受术者取仰卧位,施术者刮拭其上、下肢,刮拭路线尽量拉长。

(2)百会、人中、内关以点按为主,力度以受术者能够耐受为度;在各穴处施以手法,以平补平泻为主,合谷、太冲用泻法。对选择的刮痧部位反复刮拭,以出现痧痕为止。

辨 后遗症期加刮关元;口眼㖞斜者自地仓向颊车刮拭;言语不利者加刮哑门、廉泉。

疗程 7次为1个疗程,治疗时间根据疾病的病程长短及受术者的体质而决定,一般需长期坚持治疗。

注意事项

患者应保持心情舒畅;合理用药,将血压、血糖控制在正常范围内;保持大便通畅及足够的睡眠。

偏头痛

偏头痛是一种反复发作的血管性头痛,疼痛多在头部一侧,具有三个特点:突然发作性头部剧痛,头痛可以自动或用药物缓解而不留后遗症,惯于复发并有无痛间歇期。临床表现为在青春期发病,患者多有家族史,头痛有较明显的前驱期,通常以视觉症状最多见,如畏光、闪光、偏盲、短暂失明,少数患者可出现偏身麻木、轻瘫,前驱症状持续数分钟至半小时,随后出现剧烈头痛,多在一侧额颞区、眼眶,再扩散至半侧头部,呈跳痛、胀痛、钻痛。同侧颞动脉可怒张,患者大量出汗甚至伴恶心、呕吐,一次发作持续数小时,有时长达两日,发作后多数患者疲倦思睡。发作频度不定,多数患者数周发作1次,也可数日、数月或数年发作1次,发作间歇期患者完全正常。临床上亦有一部分患者无明显的先兆症状,头痛可为一侧、双侧或全头性,持续时间较长,为普通偏头痛。

中医学认为,偏头痛病位在头,多属内伤头痛。本病多因风、火、痰、瘀以及肝、脾、胃、肾等脏腑功能失调,复感外邪而诱发,临床见之多虚实夹杂,本虚标实,上实下虚,发作期以实证为主,缓解期多虚实并存。

治则 实证以疏风、化痰、祛瘀为法,虚证以补肾为法。

方法 采用直接刮法。

介质 刮拭用油可选用正红花油或石蜡油。

部位及选穴

头部 患侧头维、太阳、悬厘、百会、率谷、浮白、风池、完谷、天柱为主穴。

项背及四肢部 取颈椎两旁、大椎、肩井、陶道、华佗夹脊穴(双侧)、曲池(患侧)、列缺、合谷、外关为配穴。

操作手法

(1)施术者手持刮板与受术者皮肤成45°,从太阳起向后刮至后发际(风池),沿悬厘、率谷、浮白向后刮,从头顶部(百会)处,向下刮至悬厘、率谷、完谷,每组刮痧3分钟从;大椎、肩井、陶道处向外刮,华佗夹脊穴先由上向下,再由内向外刮,曲池、列缺、合谷沿经络往下刮。重点刮头维、太阳。

(2)力度以受术者能够耐受为度,在各穴处施以手法,以平补平泻为主,对选择的刮痧部位反复刮拭。

辨 实证者,用泻法;虚证者,天柱、外关用补法。

疗程 5次为1个疗程,大部分患者经1~2个疗程的刮痧治疗即可痊愈,少部分患者症状有所改善,亦有小部分无效者。

注意事项

患者应注意劳逸结合,保证充足的睡眠,防止过度疲劳;解除紧张情绪,不动怒,保持心情轻松、愉快。

癫　痫

癫痫是指由脑部神经元反复发作的异常放电导致的短暂突发性大脑功能障碍。根据异常放电神经元的部位和放电扩散的范围不同,临床上可表现为精神、意识、运动、感觉、自主神经等的不同障碍,可单独或合并出现,以意识丧失和抽搐较为常见。癫痫发作的形式是多种多样的,常见的有癫痫大发作、小发作、局限性发作和精神运动性发作四种。

中医学认为,癫痫的病位在脑,病变脏腑主要在肝、肾、脾。本病多反复发作,日久失治易致发作持续不停,势必影响五脏功能,导致五脏气血阴阳俱虚,或元气败脱而危及生命。本病一般分为风痰、痰火闭窍型和正气虚弱型,可在缓解期进行刮痧治疗。

治则　祛痰宁心。

方法　采用直接刮法。

介质　刮拭用油可选用刮痧油或石蜡油。

部位及选穴

头项部　人中、风池、风府、大椎。

上肢部　内关、间使、神门、合谷。

腹部　巨阙、关元。

下肢　足三里、丰隆、太溪。

操作手法

(1)施术者持握刮板与受术者皮肤成45°,先刮拭风池、风府、大椎,然后按由上至下或由内至外的顺序刮拭其他穴位。

(2)力度以受术者能够耐受为度,在各穴处施以手法,以平补平泻为主,对选好的部位反复刮拭,直至刮拭出痧痕为止。

辨　属风痰、痰火闭窍型者,人中、风池、丰隆用泻法;属正气虚弱型者,关元、足三里、太溪用补法。

疗程　8次为1个疗程。

注意事项

发作期的患者不适合行刮痧治疗。在治疗的同时,要调节患者的情志,忌饮浓茶、咖啡,忌烟、酒等。

多发性神经炎

多发性神经炎是由于众多的全身性原因,引起的以肢体远端的多发性神经为主的轴突变性和节段性髓鞘脱失,主要表现为肢体远端对称性的感觉、运动和自主神经障碍的临床综合征。本病由于病因不同,病程可有急性、亚急性、慢性、复发性之别。本病可发生在任何年龄,大部分患者的症状在数周到数月内发展。临床表现为感觉障碍,四肢末端呈"手套""袜套"形感觉减退或过敏,可有肢端疼痛、烧灼或麻木感;运动障碍,四肢远端肌力减退,引起垂腕、垂足,久病者肌肉萎缩;反射障碍,四肢腱反射减低或消失;自主神经障碍,肢体远端皮肤发凉、干燥、脱屑、变薄光亮、指(趾)甲松脆、多汗或无汗等。

中医学认为,本病主要是由于外来损伤或者禀受父母之肾气不足,导致患者精气不足、肝肾亏损(肝藏血主筋,肾藏精主骨,肝肾虚致精血亏损,精虚不能灌溉,血虚不能营养而废),后天失养、脾气虚弱而致病。

治则　补益脾肾,行气活血。

部位及选穴

背部　肝俞、脾俞、胃俞、肾俞。

腹部　关元。

上肢 手三里、曲池、内关。

下肢 血海、三阴交、太溪、太冲。

操作手法

（1）受术者取俯卧位,施术者持握刮板,与受术者皮肤成45°,先刮其背部,然后受术者取仰卧位,施术者刮其腹部、四肢,四肢刮拭顺序为从近心端向远心端,均宜采用重手法。

（2）力度以受术者能够耐受为度,在各穴处施以手法,以平补平泻为主,对选好的刮痧部位反复刮拭,直至刮出痧痕为止。

疗程 此病疗程较长,5 次为 1 个疗程,并宜配合中药治疗。

注意事项

患者应保持良好的心态并具有康复的信心,避免精神刺激和进行过度的脑力、体力劳动。

类风湿关节炎

类风湿关节炎是一种广泛的结缔组织疾病,为以关节症状为主的慢性全身性自身免疫性疾病。凡构成关节的各个部分组织均可受累,其突出的临床表现为对称性多关节炎,特别以手（足）指（趾）、腕、踝等小关节最易受到侵犯。早期或急性期关节呈红、肿、热、痛和功能障碍,晚期关节强直或畸形,并有骨质破坏和骨骼肌萎缩,发病过程中可见发热、疲乏、贫血、皮下结节、心包炎、胸膜炎、血管炎、眼损害等病变。大多数情况下,本病虽不影响生命,但常造成严重残疾,使患者丧失劳动能力,具有慢性、反复发作、进行性加剧、致残率高的特点。

中医学认为,六淫外邪尤其是风、寒、湿、热诸邪是本病发生和急性发作的重要外因;而肝、肾、脾诸脏虚损,气血阴阳不足是其内因。内外相合,邪阻经络,筋骨失养导致本病的发生。

治则　祛风除湿,通络止痛。

方法　采用直接刮法。

介质　刮拭用油可选用正红花油或石蜡油。

部位及选穴

背部　大杼、膈俞、肝俞、脾俞、肾俞、小肠俞。

上肢部　合谷、阳池、手三里、曲池、尺泽、大陵、肩贞、肩髎、肩髃。

下肢部　环跳、阳陵泉、梁丘、足三里、委中。

操作手法

(1)施术者持握刮板,与受术者皮肤成45°,按由上至下或由内至外的顺序刮拭其背部、上肢部及下肢部的穴位,以疏通病变部位的经络。

(2)力度以受术者能够耐受为度,对选好的刮痧部位反复刮拭,平补平泻,直至刮拭出痧痕为止。

(3)膝关节有症状时按照刮拭膝关节的要求操作,具体如下。

①刮拭膝眼:先用刮板的棱角点按、刮拭双膝眼,由里向外宜先点按深陷,然后向外刮出;或在局部拔罐后再进行刮拭。

②刮拭膝关节前面部(足阳明胃经经过膝关节前面的部分):膝关节以上的部分从伏兔经阴市至梁丘,膝关节以下部分从犊鼻至足三里,从上向下进行刮拭。

③刮拭膝关节内侧部(足太阴脾经经过膝关节内侧的部分):刮拭血海、曲泉、阴陵泉等穴位。

④刮拭膝关节外侧部(足少阳胆经经过膝关节外侧的部分):刮拭膝阳关、阳陵泉等穴位。

⑤刮拭膝关节后面部(足太阳膀胱经经过膝关节后面的部分):刮拭殷门、委中、委阳等穴位。

疗程　7次为1个疗程,一般需治疗2~3个疗程。

注意事项

治疗的同时,要尽量注意避免风、寒刺激。

尿路感染

尿路感染一般是指细菌侵犯尿路任何部位引起炎症的总称。依感染部位的不同,可分为上尿路感染(肾盂肾炎)和下尿路感染(膀胱炎、尿道炎)。尿路感染的临床表现多样,以尿频、尿急、尿痛为主要症状,可伴见寒战、发热、腰痛、头痛、腹部绞痛等症状。

中医学认为,本病初起多因膀胱湿热,病在膀胱腑,属于热证,日久湿热伤阴,而致阴虚;亦有因肾气虚亏,脾不健运而发展成阳虚的,但阴虚多于阳虚,此属虚证。

治则　利尿通淋。

方法　采用直接刮法。

介质　刮拭用油可选用正红花油或刮痧活血剂。

部位及选穴

背部　膀胱经:双侧肾俞至膀胱俞。

腹部　任脉:关元至中极;胃经:双侧水道至归来。

下肢部　脾经:双侧阴陵泉至三阴交;肾经:双侧复溜至太溪。

操作手法

(1)施术者持握刮板与受术者皮肤成45°,按由上至下或由内至外的顺序刮拭其背部、腹部及下肢部,以利湿通淋。

(2)力度以受术者感觉舒适为度,对选好的刮痧部位反复刮拭,直至刮拭出痧痕为止。

辨　实证者,阴陵泉至三阴交用泻法;肾气虚弱者,肾俞、关元、太溪用补法。

疗程　3～7次为1个疗程,根据疾病缓急、病程长短而决定。

注意事项

患者应注意泌尿系卫生,妇女月经期、妊娠期要注意会阴部的清洁,以防发生尿路感染。

前列腺炎

前列腺炎多因细菌、病毒、支原体、衣原体等侵入腺体所致,与房事不节、过度饮酒、会阴部损伤、急性尿道炎有关,多见于青壮年男性。临床主要症状为尿频、尿急或小便淋漓不尽,尿道口常有白色分泌物,患者多出现性欲减退、遗精等。

中医学认为,本病多是由于肾气亏损或湿热下注所致。病有急性与慢性之分,急性者多属实证,慢性者多属虚证。

治则　利尿通淋,活血化瘀。

方法　采用直接刮法。

介质　刮拭用油可选用正红花油或刮痧活血剂。

部位及选穴

背部　膀胱经:双侧肾俞至膀胱俞。

腹部　任脉:关元至中极;胃经:双侧水道至归来。

下肢部　脾经:双侧阴陵泉至三阴交;肾经:双侧复溜至太溪。

操作手法

(1)施术者持握刮板与受术者皮肤成45°,按由上至下或由内至外的顺序刮拭其背部、腹部及下肢部,以利湿通淋。

(2)力度以受术者感觉舒适为度,对选好的刮痧部位反复刮拭,直至刮拭出痧痕为止。

辨　实证者,阴陵泉至三阴交用泻法;虚证者,肾俞、关元用补法。

疗程　10 次为 1 个疗程,治疗时间根据疾病缓急、病程长短而决定。

注意事项

患者应戒酒,少吸烟,饮食宜清淡而有营养;戒除手淫等不良习惯,节制性生活;避免久坐,少穿紧身的裤子,不宜长时间骑自行车等。

尿失禁

尿失禁是一种临床常见的症状,是指患者不能控制排尿,致使尿液淋漓不尽,不自主外溢,或在咳嗽、打喷嚏等腹压增大时有少量尿液外溢。本病多见于经产妇、体质虚弱(阳气虚)者和年老的妇女,男性老年人如果体质虚弱或患有前列腺肥大时也可发生。本病主要是由于老年动脉硬化,大脑皮层支配膀胱及尿道括约肌的功能障碍,或尿道括约肌受损、手术后疼痛等原因,引起膀胱收缩无力或膀胱、尿道括约肌松弛,从而发生尿失禁,常于打喷嚏、咳嗽、大笑、精神紧张时尿液有不同程度的遗出。

中医学认为,本病主要是由于肾气虚弱,膀胱气化失职,开阖不利,或膀胱湿热,经气受损,通调无权所致。

治则　补肾固涩。

方法　采用直接刮法。

介质　刮拭用油可选用正红花油或刮痧活血剂。

部位及选穴

背部　肾俞、膀胱俞。

腹部　关元、中极。

下肢部　阴陵泉、三阴交、太溪。

操作手法

（1）施术者持握刮板与受术者皮肤成45°，按由上至下或由内至外的顺序刮拭背部、腹部及下肢部。

（2）力度以受术者感觉舒适为度，对选好的刮痧部位反复刮拭，直至刮拭至出痧为止。

辨 膀胱湿热者，膀胱俞、中极、阴陵泉、三阴交用泻法；肾气虚弱者，肾俞、关元、太溪用补法。

疗程　10次为1个疗程，治疗时间根据疾病缓急、病程长短而决定。

注意事项

刮痧疗法对于习惯性遗尿和由于发育不良、尿道感染、精神紧张引起的遗尿有效。若合并尿道寄生虫感染，必须配合药物驱虫治疗方可有效。对隐形脊椎裂引起的遗尿效果差，对泌尿生殖器官畸形引起的遗尿无效。

尿潴留

尿潴留又称尿闭，是指排尿困难，甚至点滴不通，膀胱内存有大量的尿液不能随意排出的一种常见病症。根据病因，临床上将本病分成三类：①反射性尿潴留，由于膀胱、直肠、会阴等部位的炎症、创伤或产后、术后的疼痛刺激引起的膀胱括约肌痉挛所形成的尿潴留；②神经支配障碍性尿潴留，是由于脑脊髓病变、精神创伤、药物反应等神经支配障碍所导致的尿潴留；③堵塞性尿潴留，是指由下部尿路及其周围组织的炎症、肿块等机械性堵塞所导致。

中医学认为，本病主要是由于膀胱湿热、经气受损、膀胱通调无权所致，或由肾气虚弱、膀胱气化失职所致。

治则　疏利三焦气机。

方法　采用直接刮法。

介质　刮拭用油可选用正红花油或刮痧活血剂。

部位及选穴

背部　肺俞、肾俞、膀胱俞。

腹部　中极、曲骨。

下肢部　足三里、三阴交。

操作手法

(1)受术者取俯卧位,施术者持握刮板与受术者皮肤成45°,按由上至下或由内至外的顺序刮拭其背部所选背俞穴处,施以轻柔手法;然后受术者取仰卧位,施术者先刮拭其足三里、三阴交,再刮拭曲骨、中极。

(2)力度以受术者能够耐受为度,在各穴处施以手法,对选好的刮痧部位反复刮拭,直至刮拭出痧痕为止。

辨　膀胱湿热者,膀胱俞、中极、三阴交用泻法;肾气虚弱者,肾俞、足三里用补法。

疗程　7次为1个疗程。

注意事项

行刮痧治疗时,可配合在患者耻骨上区交替施以冷、热敷,刺激膀胱收缩以促其排尿;也可给患者听流水声进行暗示,以诱导排尿。

慢性肾炎

许多人都认为慢性肾小球肾炎(简称慢性肾炎)是一种临床非常常见的疾病,其实这种观念是错误的,慢性肾小球肾炎不是独立性疾病,只是任何原发或继发性肾小球肾炎在进入终末期肾衰竭前的进展阶段,此时不同类型肾小球肾炎的病理和临床表现渐趋一致,出现蛋白尿、血尿、水肿、高血压、肾脏缩小、肾功能减退、肾损害呈不可逆性。所有终末期肾衰竭病例中,约60%是由慢性肾小球肾炎引起。

慢性肾炎在中医属"水肿""肾虚"等范畴,分为六个证型,即肺肾气虚、脾肾阳虚、肝肾阴虚、气阴两虚、气滞血瘀、下焦湿热,多以正虚(脾肾气虚、气阴两虚、脾肾阳虚、肝肾阴虚)为主证候,以邪实(外感、水湿、湿热、血瘀、湿浊)为兼证候。

治则　补虚泻实,利水消肿。

方法　采用直接刮法。

介质　刮拭用油可选用正红花油或刮痧活血剂。

部位及选穴

背部　脾俞、肾俞、肺俞、肝俞、命门。

腹部　中脘、关元、气海、水道。

下肢部　三阴交、足三里、太溪。

操作手法

(1)施术者持握刮板与受术者皮肤成45°,按由上至下或由内至外的顺序刮拭30次左右。

(2)力度以受术者感觉舒适为度,对选好的刮痧部位反复刮拭,直至刮拭出痧痕为止。

辨　肺肾气虚者,肺俞、肾俞、关元用补法;脾肾阳虚者,脾俞、肾俞、命门、气海、关元用补法;肝肾阴虚者,肝俞、肾俞、太溪用补法;气阴两虚者,足三里、肝俞、肾俞、气海、关元用补法;气滞血瘀者,三阴交用泻法,足三里用补法;下焦湿热者,水道、三阴交用泻法。

疗程　30天为1个疗程,治疗时间根据疾病缓急、病程长短而决定。

注意事项

患者应限制食盐摄入量,增强与疾病做斗争的信心;密切配合治疗,凡存在血尿、大量蛋白尿、明显水肿或高血压者,或有进行性肾功能减退者,均应卧床休息,并进行积极治疗。

遗　精

遗精是指不因性交而精液自行外泄的一种男性疾病,多因性器官及性神经功能失调所致。病理性遗精的诊断主要依据下列症状:每周数次,夜晚睡眠甚至午睡或清醒时性兴奋和非性交状态下均有射精;婚后有正常性生活,但仍多次出现遗精;伴有记忆力减退、情绪消沉、头晕、耳鸣、腰酸膝软等症状;精液量减少或过多,质稀淡、不黏、无味,精子含量较正常减低。

中医学认为,有梦而遗称"梦遗",无梦而遗称"滑精"。遗精的病因既有先天禀赋不足,也有后天恣情纵欲、劳心过度、妄想不遂、湿热下注(过食肥甘、饮酒过度),但究其病机,造成封藏不固的原因以先天不足、禀赋素亏,或后天损伤过度,伤及元阴、元阳为主。

治则　补肾固封。

方法　采用直接刮法。

介质　刮拭用油可选用正红花油或石蜡油。

部位及选穴

背部　肾俞、心俞、志室、八髎。

腹部　关元、大赫。

下肢部　三阴交、太冲。

操作手法

(1)施术者持握刮板与受术者皮肤成45°,按由上至下或由内至外的顺序刮拭其背部、腹部及下肢部。

(2)力度以受术者感觉舒适为度,对选择的刮痧部位反复刮拭,直至刮拭出痧痕为止。

辨　梦遗者,心俞、太冲、八髎用泻法;滑精者,以补法为主。

疗程　7～14次为1个疗程,治疗时间根据疾病缓急、病程长短而决定。

注意事项

正常遗精属生理现象,应排除不必要的思想顾虑,纠正错误观念,适当安排工作、学习、文体活动、休息等,防止过度疲劳。

阳　痿

阳痿是指男性阴茎勃起功能障碍,表现为男性在有性欲的情况下,阴茎不能勃起或能勃起但不坚硬,不能进行性交活动而发生性交困难的疾病。

按阳痿发生的原因,可将其分为两类。①功能性阳痿:由于精神心理因素导致勃起无能,又称为精神性(或心理性)阳痿。②器质性阳痿:由全身代谢和局部病变引起,如由血管性、神经性、内分泌、药物性等因素造成。临床上,多数器质性阳痿患者有继发性心理因素存在。

按阳痿的表现,可将其分为三类。①原发性阳痿:指阴茎从无勃起进入女性阴道性交者。此类阳痿患者少见,预后不好。②继发性阳痿:指有过正常的勃起及性交,后来发生阳痿者。此类患者多见,若治疗得当,预后较佳。③境遇性阳痿:指只对特定的环境和对象发生阳痿,而改换场合和对象又能够性交成功者。

历代医家认为,阳痿与肝经、肾经、阳明经三经有密切关系,因为阴茎为厥阴肝经所达,为宗筋所聚;阳明主润宗筋,阳明气衰,则宗筋不振;而肾藏精又主肾气,肾气虚弱,则阳事不举,故发生阳痿。本病主要为虚证,以肾气虚弱为主,少数为湿热下注所致。

治则　温补肾阳,兼清湿热。

方法　采用直接刮法。

介质　刮拭用油可选用正红花油或石蜡油。

部位及选穴

背部　心俞、肝俞、脾俞、肾俞、次髎。

腹部　关元、大赫。

下肢部　曲泉、复溜、三阴交。

操作手法

（1）施术者持握刮板与受术者皮肤成45°，按由上至下或由内至外的顺序刮拭其背部、腹部及下肢部，以利湿热。

（2）力度以受术者感觉舒适为度，对选好的刮痧部位反复刮拭，直至刮拭出痧痕为止。

辨　肾气虚弱者，诸穴均用补法；湿热下注者，次髎、三阴交用泻法。

疗程　7～14次为1个疗程，治疗时间根据疾病缓急、病程长短而决定。

注意事项

阳痿患者的体质偏虚者较多，应适当增加营养，膳食以软食为主。四时适当进食滋养及温补性食物，如羊肉、狗肉、牛肉、鸡肉、枣、莲子、核桃等，忌生冷、寒凉及肥腻的食物。少数湿热下注者，饮食宜清淡，忌食肥甘厚味、煎炒温热的食物。

早　泄

早泄系指性交过程中射精过早。早泄的病因绝大多数为心理性的，如青少年患手淫癖、婚前性交、婚外性生活、夫妻性关系不和谐，多会导致心情焦虑、情绪紧张，使大脑或脊髓中枢兴奋性增强而致早泄；另有少数患者为器质性病变引起，如慢性前列腺炎、精囊炎、包皮系带短、尿道下裂等。

早泄常为阳痿的前驱症状,或二者同时存在,故应早做治疗。

中医学认为,早泄主要为湿热或相火扰动,或肾气亏虚,精关失固,精液封藏失职而成。

治则　补肾固封,清热除湿。

方法　采用直接刮法。

介质　刮拭用油可选用正红花油或石蜡油。

部位及选穴

背部　命门、肾俞。

腹部　关元、中极。

下肢部　足三里、三阴交、太溪。

操作手法

(1)施术者持握刮板与受术者皮肤成45°,按由上至下或由内至外的顺序刮拭其背部、腹部及下肢部。

(2)力度以受术者感觉舒适为度,对选好的刮痧部位反复刮拭,直至刮拭出痧痕为止。

辨　湿热者,三阴交用泻法;肾气亏虚者,各穴均用补法。

疗程　7次为1个疗程,治疗时间根据疾病缓急、病程长短而决定。

注意事项

本病虚证为多,饮食调理偏于补益,忌生冷寒凉。阴虚火旺者,以补阴为主,忌用温燥之品,除一般米面、蔬菜外,可佐以海参、枸杞子、银耳、蜂蜜等。肾气不固者,应配合核桃、栗子、鱼虾、黑豆、莲子等。

痔

由于妊娠、局部炎症、辛辣食物刺激等原因导致直肠黏膜充血或静脉回流受阻,而使局部静脉扩张成团形成痔。腹压增高、痢疾、肠炎、寄生虫、肛门皮肤病、肛门脓肿均能损伤直肠黏膜及黏膜下肌层,使血管等组织脆化、充血、扩张。本病为多发病,在成年人中的发病率为50%~70%,男性多于女性,多随年龄增长而逐渐加重。临床分为内痔、外痔和混合痔三种,外痔一般无症状,内痔常见便血、血色鲜红、痔核脱出、肛门瘙痒等症状。

中医学认为,痔疮主要是由于人体阴阳失调,加之外感、内伤、六淫、七情等因素所致,归纳起来主要有饮食不节、情志失调、劳累过度、脏腑虚弱、妇人妊娠等原因。本病一般分为湿热瘀滞和气虚下陷两种证型。

治则　清热导滞,益气升提。

方法　采用直接刮法。

介质　刮拭用油可选用正红花油或刮痧活血剂。

部位及选穴

头部　百会。

背腰骶部　膈俞、肾俞、关元俞、次髎、长强。

下肢部　承山、足三里、丰隆。

操作手法

(1)受术者取俯卧位,施术者持握刮板与受术者皮肤成45°,从膈俞向腰骶部方向刮拭,刮拭长度尽可能拉长。

(2)力度以受术者能够耐受为度,在各穴处施以手法,对选好的刮痧部位反复刮拭,直至刮拭出痧痕为止。

辨　腰骶部穴位宜以泻法为主。湿热瘀滞者,承山、丰隆用泻法;气虚下陷者,百会宜点按,足三里以补法为主。

疗程　7次为1个疗程。

注意事项

(1)患者应避免从事重体力劳动,多食新鲜蔬菜,饮食宜清淡,忌食辛辣刺激性食物,并忌烟、酒。

（2）患者平时避免久坐，多做提肛运动；养成定时大便的习惯，以保持大便通畅，防止便秘。

中　暑

中暑是发生在夏季的一种急性病症，多因在夏季烈日之下暴晒，或在高温环境中长时间作业而引起。临床主要表现为猝然头昏、头痛、心中烦乱、无汗、眼发黑、恶心、倦怠、四肢发冷、指甲与口唇乌青，甚则口噤不能言、神昏、转筋抽搐；或壮热、烦躁，或汗出气短、四肢逆冷、神志不清、血压下降；或腹痛剧烈、欲吐不出。

中医学认为，本病是感受暑热或暑湿秽浊之气，致邪热郁蒸、气血滞塞、正气耗伤而发病。轻者为"伤暑"，重者为"暑风"或"暑厥"。

治则　醒脑开窍。

方法　采用直接刮法。

介质　刮拭用油可选用刮痧油或石蜡油。

部位及选穴

项背部　督脉及相应夹脊穴、背俞穴。

胸部　天突至膻中。

操作手法

（1）受术者取俯卧位，施术者持握刮板与受术者皮肤成45°，从头项部向足跟方向刮拭，刮拭距离尽可能拉长，待皮肤上出现鲜红或暗红色斑点（痧），有明显疼痛甚至拒刮时，再行痛点短刮加强至皮色变得更深暗为止。

（2）受术者翻身取仰卧位，施术者再刮拭其胸前，应从内向外依次进行，两侧锁骨上皮肤要留在最后刮拭，因刮拭此处会使受术者剧痛难忍。

（3）力度以受术者能够耐受为度，在各穴处施以泻法，对选好的刮痧部位反复刮拭,直至刮拭出痧痕为止。

疗程 一般 1 次见效,对轻度中暑者可使头昏眼花、四肢无力、胸闷心悸等症状消失或明显缓解,对重症中暑者亦可起到缩短疗程的作用。

注意事项

刮痧后嘱患者喝一杯温开水,以补充体内消耗的津液。半小时内不要冲冷水澡,不要吹冷风,可洗热水澡,或者边洗边刮亦可。

甲状腺功能亢进症

甲状腺功能亢进症简称甲亢,是由于甲状腺功能亢进,分泌过多的甲状腺激素,引起氧化过程加快、代谢率增高的一组常见内分泌疾病。临床上以弥漫性甲状腺肿大伴甲状腺功能亢进和结节性甲状腺肿大伴甲状腺功能亢进为多见,约占甲亢患者的 90% 左右。本病多见于女性,男女之比为 1:4 ~ 1:6,以 20 ~ 40 岁的中青年为多见。

本病典型的临床表现包括甲状腺激素过多引起的代谢率增高和神经兴奋两大症状群。代谢率增高表现为食欲亢进、体重减轻、心率加快、疲乏无力、喜凉怕热、皮肤温暖、潮湿多汗,还可以出现胸闷气短、腹泻、大便不成形等症状。神经兴奋常表现为神经过敏、性情紧张、急躁、易激动、失眠多梦。病情严重者可出现忧郁、狂躁等精神失常表现。

甲亢根据主症的不同,属中医"汗证""口疮""麻木""瘿病""心悸"等范畴,气滞是导致甲亢最主要的病因。

治则 行气活血,化瘀消瘿。

方法 采用直接刮法。

介质 刮拭用油可选用正红花油或石蜡油。

部位及选穴

项背部　风池、风门、肾俞及膀胱经(风门至肾俞)。

颈部　人迎。

胸部　天突。

上肢部　内关、神门、手三里。

下肢部　太冲、阴陵泉、三阴交。

操作手法

(1)施术者持握刮板,与受术者皮肤成45°,按由上至下或由内至外的顺序刮拭其胸背部、颈部及下肢部。

(2)刮风池、风门、肾俞及膀胱经(风门至肾俞)、人迎、阴陵泉、三阴交;点揉天突、内关、神门、手三里、太冲。

(3)力度以受术者能够耐受为度,注意刮拭人迎要用轻手法,以减轻对甲状腺的刺激,对选好的刮痧部位反复刮拭,直至刮拭出痧痕为止。

疗程　7次为1个疗程,一般需治疗3个疗程以上,治疗时间根据疾病缓急、病程长短而决定。

注意事项

患者应合理安排工作、学习与生活,发病期间要保证充足的休息,避免劳累;解除不良情绪或不必要的心理负担,提高控制情绪的能力;忌烟、酒、辛辣、发物等。

糖尿病

糖尿病是一组病因和发病机制尚未完全阐明的代谢性疾病,因胰岛素分泌量绝对或相对不足以及靶细胞对胰岛素敏感性降低,引起糖、蛋白质、脂肪和继发的水、电解质平衡紊乱,而以高血糖为特征。临床表现主要有以下几个方面。①代谢紊乱综合征,主要症状为多尿、烦渴多饮、善饥多食、疲乏、消瘦、虚弱。②糖尿病慢性病变,包括心血管病变、慢性肾病、眼部病变、神经病变、皮肤及其他病变。③糖尿病急性病变:糖尿病酮症酸中毒、高渗性非酮症性昏迷、糖尿病乳酸性酸中毒。④糖尿病合并感染,包括呼吸道、泌尿道、肝胆系统及皮肤、口腔感染等。

中医学认为,消渴的病变脏腑着重于肺、胃、肾,而以肾为关键。其发病的内在因素为素体阴亏,禀赋不足;外因诸如饮食不节、过食肥甘、形体肥胖、精神刺激、情志失调、外感六淫、劳欲过度等。

治则　补脾益肠。

方法　采用直接刮法。

介质　刮拭用油可选用刮痧油或石蜡油。

部位及选穴

腹部　天枢、大横、气海、关元。

背部　华佗夹脊穴、肺俞、脾俞、肾俞。

下肢部　梁丘、足三里、丰隆、血海、公孙。

操作手法

(1)受术者取俯卧位,施术者持握刮板与受术者皮肤成45°,从颈项部向腰骶部方向刮拭其华佗夹脊穴,刮拭面尽可能拉长,从上至下沿脊柱两侧刮拭,在第3、8、11、14脊椎旁夹脊穴处重点刺激。出痧后,受术者翻身取仰卧位,施术者刮天枢、大横,自上而下刮拭气海、关元,最后刮下肢各穴,以出痧为度。

(2)力度以受术者能够耐受为度,在各穴处施以手法,以平补平泻为主,对选择的刮痧部位反复刮拭,直至刮拭出痧痕为止。

辨　属阴津亏耗者,血海、肾俞用补法;属脾气虚弱者,大横、脾俞、足三里、公孙用补法;属燥热偏盛者,肺俞、天枢、梁丘用泻法;属瘀血阻滞者,丰隆、血海用泻法;属痰湿内盛者,天枢、丰隆用泻法。

疗程　8次为1个疗程。

注意事项

（1）治疗期间不要突然停药，可经常自我检测，酌情逐渐减少药量。

（2）糖尿病患者容易发生感染，刮痧时注意无菌操作，预防感染。

慢性疲劳综合征

慢性疲劳综合征是以持续性的疲劳失眠、思维不集中以及身痛发热等全身衰弱疲劳为特征的疾病。现代医学对慢性疲劳综合征的病理机制不明确，多数学者认为是由人体长期处于高度紧张、劳累状态，使大脑神经系统功能失调，免疫功能异常，导致机体各系统、多脏器功能紊乱所致。慢性疲劳综合征的主要症状为持续半年以上的疲劳感，活动量受限（排除其他引起疲劳的疾病）；次要症状为与疲劳同时发生或继于疲劳之后出现以下症状，并持续存在或反复发生达半年以上：低热、咽痛、颈部淋巴结肿痛、全身肌肉软弱无力、肌痛、活动后持续疲劳达24小时、头痛、游走性关节痛及神经精神症状（如抑郁、睡眠障碍、头痛、头昏等），体温37.5℃～38.5℃，局限性咽炎，颈部淋巴结肿大。确诊需与精神病、药癖等鉴别诊断。

中医学认为，本病主要病机为由情志不遂、劳逸失度、饮食不节、起居失常等因素导致的人体气血不足，脏腑功能衰退，经脉之气运行不畅，阴阳平衡失调。

治则　补益肝肾，平衡阴阳。

方法　采用直接刮法。

介质　刮拭用油可选用刮痧油或石蜡油。

部位及选穴

项背部　督脉及膀胱经背部腧穴。

操作手法

（1）受术者取俯卧位，施术者持握刮板与受术者皮肤成45°，从颈项部向腰骶部方向刮拭，刮拭面尽可能拉长。

（2）力度以患者能够耐受为度，在各穴处施以手法，以平补平泻为主，对选好的刮痧部位反复刮拭，直至刮拭出痧痕为止。

疗程　7次为1个疗程。

注意事项

在进行刮痧治疗的同时，患者要注意调节情志，避免工作、生活的巨大压力，并养成良好的生活习惯，适当参加体育活动，按时休息。

血栓闭塞性脉管炎

血栓闭塞性脉管炎是一种累及血管的炎症和闭塞性疾病，本病病因尚未完全了解，一般认为与长期吸烟、患肢受寒、潮湿和外伤等因素有关，病变主要累及四肢，尤其是下肢的中小动、静脉。常见症状：①疼痛，是最突出的症状。轻者休息时疼痛减轻或消失，行走后复现或加重，形成间歇性跛行。重者疼痛剧烈而持续，形成静息痛，尤以夜间为甚，常使患者屈膝抱足而坐。②发凉和感觉异常，患肢发凉怕冷，以趾（指）端最明显，并有针刺、麻木或烧灼感。③皮肤色泽改变，皮肤颜色苍白或呈紫红色。④营养缺乏性变化，皮肤干燥、脱屑、皲裂，汗毛脱落，趾（指）甲变形和生长缓慢，小腿周径缩小，肌肉松弛、萎缩，趾（指）变细。⑤坏疽和溃疡，患肢趾（指）端发黑、干瘪，发生干性坏疽，溃疡形成。

中医称此病为"脱疽""十指零落"等，发病原因较复杂，一般因受寒冻过度,外伤后会引起血管、神经损伤;忧思或房劳过度,使心、肝、肾、脾的功能失调,导致经络、气血功能紊乱而发病。本病一般可分为虚寒型、湿热型、瘀滞型和热毒型。

治则 活血通经,利湿解毒。

方法 采用直接刮法。

介质 刮拭用油可选用正红花油或石蜡油。

部位及选穴

背部 膀胱经:双侧膈俞至肝俞。

上肢部 三焦经:患侧外关、中渚。

下肢部 脾经:患侧血海、三阴交;膀胱经:患侧委中;胃经:患侧足三里至丰隆。

操作手法

(1)施术者持握刮板与受术者皮肤成45°,按由上至下或由内至外的顺序刮拭其背部,上、下肢部。

(2)力度以受术者感觉舒适为度,对选好的刮痧部位反复刮拭,直至刮拭出痧痕为止。

(3)如病变部位在上述施治部位处,应当慎刮,尽量避开,可取病变部位以外同经其他穴位施治。

辨 属虚寒者,外关、血海、足三里用补法;属湿热者,三阴交用泻法;属瘀滞者,膈俞、三阴交用泻法;属热毒者,委中、丰隆用泻法。

疗程 7~10次为1个疗程,治疗时间根据病程长短而决定。

注意事项

患者应避免寒冷刺激;冬季宜穿长筒棉套,使患肢保暖;应穿着宽大舒适的鞋袜,避免因局部摩擦、挤压而引起外伤。

耳鸣、耳聋

耳鸣、耳聋都是听觉异常的症状。耳鸣是以耳内鸣响为主症。耳聋是以听力减退或听觉丧失为主症。因两者在临床上常同时出现,而且病因及治疗方法大致相同,故合并论述。

中医学认为,本病多因暴怒、惊恐、肝胆风火上逆,以致少阳之气闭阻不通所致;或因外感风邪侵袭,壅遏清窍所致;或因肾气虚弱,精气不能上达于耳而成。前两种属实证,后一种为虚证。

治则　开窍聪耳。

方法　采用直接刮法。

介质　刮拭用油可选用正红花油或石蜡油。

部位及选穴

头颈部　风池、翳风、耳门、听宫为主穴。

背部　肾俞。

上肢部　外关。

操作手法

(1)施术者持握刮板与受术者皮肤成45°,从听宫起沿耳门、耳郭后胆经循行线向后刮至后发际翳风、风池,再刮拭肾俞、外关,至起痧为度。

(2)力度以受术者感觉舒适为度,在各穴处以平补平泻为主,对选好的刮痧部位反复刮拭,直至刮拭出痧痕为止。

辨　实证者,外关、风池用泻法;虚证者,肾俞用补法。

疗程　5次为1个疗程,部分受术者经1~2个疗程刮痧治疗即可好转甚至痊愈,部分患者的症状有所改善,小部分患者无效。

注意事项

耳聋、耳鸣是临床上较为顽固的一种疾病,病因很多,刮痧疗法对于神经性耳鸣效果较好,但容易复发,需要坚持治疗。患者平时应注意休息,避免过度劳累和精神刺激。

健　忘

健忘是指人的记忆力减退,是人体智能活动障碍的一种表现,表现为近期或远期记忆减退、易忘事、注意力不集中,重者不认识家人、不认识回家的路等。导致健忘症的原因有由脑出血、外伤等导致的脑损伤,慢性酒精中毒,阿尔茨海默病(老年痴呆),心理因素等。健忘大体分为两类:忘记记忆障碍发生时间点以前的事叫"逆行健忘";忘记该时间点以后新发生的事情叫"顺行健忘"。

中医学认为,衰老是本病的主要病因,主要表现在肝肾亏虚和机体阳气日见亏虚两方面。由于肝肾亏虚,肝阳上亢则头昏目眩,耳鸣,耳聋,腰膝酸软,肢体麻木;脾肾阳气亏虚或肾精亏损则脑髓失养,清阳不振,表现为精神萎靡不振、头昏目眩、耳鸣耳聋、健忘、动作迟缓,甚至痴呆;年老体衰,过食肥甘厚味或肝郁气滞,由此而产生的病理性产物——痰浊、瘀血留积于血脉中,痰瘀交结则脑脉不畅,清窍蒙遏,清阳不得舒展,亦可表现为本病诸症。

治则　滋阴补肾,益气养血,化痰通窍。

方法　采用直接刮法。

介质　刮拭用油可选用正红花油或石蜡油。

部位及选穴

头部　百会、太阳、天柱。

背部　心俞、肾俞、膏肓、志室。

上肢部　神门、内关。

下肢部　足三里、太溪、丰隆。

操作手法

(1)施术者持握刮板与受术者皮肤成45°,以常规刮拭手法(以补法为主),按由上至下或由内至外的顺序刮拭其头部、背部及上、下肢部。

(2)力度以受术者感觉舒适为度,在各穴处施以轻柔手法,对选好的刮痧部位反复刮拭,直至刮拭出痧痕为止。

辨　肝肾亏虚及脾肾阳虚者,同基本操作;痰瘀阻络者,太阳、丰隆用泻法。

疗程　2周为1个疗程,如效果较好可继续治疗2周。最好配合行为和饮食指导。

注意事项

(1)患者应注意饮食调养,坚持适量运动;保证充足的睡眠,因为深度睡眠时间过少,会使大脑处于“应激”状态,影响精神集中和回忆信息的能力。

(2)患者应多进行脑力活动,如读书、看报、下棋、弹琴,或学一种新语言,均是很好的脑力锻炼。

肥胖症

肥胖症是指因脂肪沉积过多,体重超过标准体重20%者。本病主要表现为皮下脂肪厚,两颊、肩、腹壁皮下脂肪积聚显著。肥胖症一般分为轻度、中度、重度三种类型。轻度肥胖者常无症状;中度肥胖者常畏热多汗、易疲乏、呼吸短促、心悸、腹胀、下肢浮肿;重度肥胖者可出现胸闷气促、嗜睡,可并发冠心病、高血压、糖尿病、痛风、胆石症、脂肪肝等。

中医学认为,本病多因食入膏粱厚味或油腻食物过多,营养过剩,损伤脾胃而致脾胃虚弱或脾肾不足,从而导致新陈代谢功能紊乱,阴阳失调,致使体内脂肪沉积过多,日久则成本病。本病多为虚证,少有实证(多为脾胃蕴热),多表现为本虚标实之象。

治则　健脾祛湿。

方法　采用直接刮法。

介质　刮拭用油可选用正红花油或石蜡油。

部位及选穴

背部　督脉及相应华佗夹脊穴。

腹部　天枢、大横、气海、关元。

上肢部　支沟。

下肢部　梁丘、足三里、丰隆、血海、公孙。

肥胖局部。

操作手法

(1)施术者持握刮板与受术者皮肤成45°,按由上至下或由内至外的顺序刮拭穴位,先刮拭督脉及相应夹脊穴。

(2)各穴以较重手法为主,对选好的刮痧部位反复刮拭,直至刮拭出痧痕为止。

辨　脾胃虚弱或脾肾不足等虚证表现者,大横、气海、关元、足三里均用补法;脾胃蕴热等实证表现者,天枢、梁丘、支沟用泻法。

疗程　8次为1个疗程,对肥胖局部每天用轻手法连续刮拭可不起痧。

注意事项

患者在治疗的同时,应少吃高脂肪油炸食品、甜食,多吃蔬菜、水果、高纤维食物(如玉米、糙米、大豆、燕麦、荞麦、茭白、芹菜等);治疗中,也应适当控制饮食,做到吃七八分饱即可,并配合一定的锻炼,效果更佳。

妇科病症

痛 经

痛经是指每次月经来潮及于行经前后出现的周期性小腹部疼痛,或痛引腰骶,严重时伴有恶心、呕吐,甚至有因剧痛晕厥者。临床上分为原发性痛经和继发性痛经。原发性痛经是指生殖器官无明显器质性病变的痛经,又称为功能性痛经。继发性痛经是指由生殖器官的器质性病变,如子宫内膜异位症、盆腔炎、子宫肌瘤等引起的月经期疼痛。功能性痛经易治愈,而由器官性病变引起的痛经病程较长,缠绵难愈。

本病归属于中医学的"痛经""经行腹痛"等范畴,主要是由于长期忧思恼怒、冒雨涉水、感受寒邪;或久坐、久卧湿地所致气滞血瘀、寒湿凝滞、不通则痛;或因脾肾虚寒、气血虚弱、胞脉失养所致。痛在经前,属寒凝气滞;痛在经期,属气滞血瘀;痛在经后,属气血两虚或肝肾不足。经前和经期痛多属实证,经后痛多属虚证。

治则 理气止痛。

方法 采用直接刮法。

介质 刮拭用油可选用正红花油或刮痧活血剂。

部位及选穴

背部 肝俞、脾俞、肾俞、腰阳关、命门、八髎。

腹部 中脘、下脘、关元、子宫。

下肢部 血海、三阴交。

操作手法

(1)施术者持握刮板与受术者皮肤成45°,按由上至下或由内至外的顺序刮拭其背部、腹部及下肢部,八髎和三阴交需进行重刺激。

(2)力度以受术者感觉舒适为度,在各穴处施以轻柔手法,以平补平泻为主,对选好的刮痧部位反复刮拭,直至刮拭出痧痕为止。

辨 实证痛经者,肾俞用补法,八髎、三阴交用泻法;虚证痛经者,肝俞、脾俞、肾俞、关元、血海均用补法。实证痛经者在经后 10 天开始治疗,虚证痛经者在经前 3~5 天开始治疗。

疗程 8 次为 1 个疗程,治疗时间根据疾病缓急、病程长短而决定。

注意事项

(1)用刮痧疗法治疗痛经,不但具有止痛作用,若在月经前数天施术,还有预防痛经的作用。刮痧疗法对于原发性痛经效果较好,对于由子宫内膜异位症、子宫肌瘤及内生殖器官异常等引起的痛经效果较差。

(2)患者平时要加强体育锻炼,注意情志的调节,消除焦虑、紧张和恐惧心理,并注意经期卫生;经期要避免剧烈运动和过度劳累,饮食忌寒凉。

月经不调

月经不调是指月经的周期、经量、经色、经质发生异常改变的一种妇科常见疾病,并伴有其他症状。本病的主要症状为月经周期或提前或延迟或无定期,经量或过多或过少,经色或鲜红或淡红,经质或轻稀或夹有血块等。

中医学认为,本病主要是由于长期忧思郁怒,导致气滞血瘀,冲任失调;或因经期冒雨涉水,过食生冷,久坐、久卧湿地,感受寒冷之邪,导致寒湿凝滞胞脉;或因素体虚弱、经期劳累过度等原因导致脾肾阳虚,胞脉失煦或气血统摄无权所致。月经先期多伴有月经过多,主要由血热迫血妄行或气虚统摄无权所致;月经后期多伴有月经过少,主要由血虚血海不能按时充盈,血寒使气血凝滞不通,气滞使经血不畅所致;月经紊乱多由肝郁气滞、气血逆乱、血海不宁或肾气不足、冲任不调、血海蓄溢失常所致。

治则　理气调经。

方法　采用直接刮法。

介质　刮拭用油可选用正红花油或刮痧活血剂。

部位及选穴

背部　肝俞、脾俞、胃俞、三焦俞、肾俞。

腹部　气海、关元、中极、子宫。

下肢部　血海、三阴交。

操作手法

(1)施术者持握刮板与受术者皮肤成45°,按由上至下或由内至外的顺序刮拭其背部、腹部及下肢。

(2)力度以受术者感觉舒适为度,在各穴处施以轻柔手法,以平补平泻为主,对选好的刮痧部位反复刮拭,直至刮拭出痧痕为止。

辨　月经先期之血热迫血妄行者,胃俞、三阴交用泻法;因气虚统摄无权所致者,脾俞、肾俞、气海、关元均用补法。血虚所致月经后期者,脾俞、关元、血海用补法;血寒者,关元、肾俞用补法;气滞者,三阴交、三焦俞用泻法;肝郁气滞所致月经紊乱者,肝俞、三焦俞用泻法;肾气不足者,肾俞、关元用补法。

疗程　8次为1个疗程,治疗时间根据疾病缓急、病程长短而决定。

注意事项

(1)本病一般应在经前2~3天开始治疗,经行期间不宜对下腹部的穴位进行刮痧治疗,至经后2~3天为1个疗程,每月治疗1个疗程。

(2)患者经期忌食生冷,避免精神刺激,减轻体力劳动的强度。

急性乳腺炎

急性乳腺炎是哺乳期妇女的多发病、常见病,是乳房的急性化脓性炎症,多发生于产后哺乳期及回乳期。本病的发展过程分三期,即乳汁郁积期、蜂窝织炎期和脓肿形成期。乳汁郁积期:病程早期有畏寒、发热等全身症状,继而乳腺肿胀疼痛,出现界限不清的肿块,伴有明显触痛,表面微红等。蜂窝织炎期:炎症继续发展,有寒战高热,乳腺疼痛加剧,表面红肿发热,有波动感。脓肿形成期:炎症局部形成脓肿,表浅的脓肿波动明显,可向体表破溃,深部的脓肿若不及时切开引流可引起广泛的蜂窝状坏死灶。本病的主要临床表现为寒战、高热,乳房红、肿、热、痛,乳房内很快形成脓肿,患侧腋窝淋巴结肿大,白细胞增高。

中医学认为,本病多由于忧思恼怒、肝气郁结;或多食肥甘厚味,胃中积热;或乳头皮肤破裂,外邪侵入乳房导致脉络阻塞,排乳不畅,火毒与积乳互凝,而结肿成痈。

治则　活络通乳。

方法　采用直接刮法。

介质　刮拭用油可选用正红花油或刮痧活血剂。

部位及选穴

背部　肝俞、脾俞、胃俞。

胸腹部　膻中、乳根、期门、中脘、天枢。

四肢部　曲池、足三里、行间。

操作手法

(1)施术者持握刮板与受术者皮肤成45°,按由上至下或由内至外的顺序刮拭其背部、胸腹部及四肢。

（2）乳房局部用刮板较厚的一边沿乳房周围向乳头缓慢向心性刮拭，以排出积乳。

（3）力度以受术者感觉舒适为度，在背俞穴处施以轻柔手法，以平补平泻为主，对选好的刮痧部位反复刮拭，直至刮拭出痧痕为止。

辨　肝气郁结者，期门、行间用泻法；胃中积热者，中脘、天枢、胃俞用泻法；外邪侵入者，曲池、乳根用泻法。

疗程　2 次为 1 个疗程，治疗时间根据疾病的缓急、病程长短而决定。

注意事项

（1）刮痧对乳汁郁积期效果最好，经过 1～2 次治疗可愈。对于处于蜂窝织炎期的患者一般需治疗多次才能痊愈。

（2）患者在哺乳期间应保持乳头清洁，乳汁排泄通畅；炎症严重者应暂停哺乳，经常用吸乳器吸乳。

慢性盆腔炎

盆腔炎是指妇女盆腔内生殖器官及其周围组织受细菌感染后引起的慢性炎症。病变多局限在输卵管、卵巢和盆腔结缔组织，常见的有输卵管慢性炎症、输卵管积水、盆腔结缔组织炎等。本病的临床表现有下腹部坠胀疼痛，腰骶部酸痛，小腹有肿块，月经紊乱，白带增多，于劳累、性交后及月经期加重。

中医学认为，本病多因寒湿凝滞或气滞血瘀所致，且兼挟湿热为多，常由急性盆腔炎反复发作转化而成；如湿热偏重，或积瘀化热，或挟肝热，又可引起急性或慢性炎症急性发作。本病一般分为气滞血瘀型、湿热与瘀互结型、脾虚肝郁型和肾阳虚型。

治则　清热利湿。

方法　采用直接刮法。

介质　刮拭用油可选用正红花油或刮痧活血剂。

部位及选穴

背部　肾俞、八髎。

腹部　子宫、归来、中极。

下肢部　足三里、三阴交。

操作手法

(1)操作者持握刮板,与受术者皮肤成45°,按由上至下或由内至外的顺序刮拭其背部、腹部及下肢。

(2)力度以受术者感觉舒适为度,在背俞穴处施以轻柔手法,以平补平泻为主,对选好的刮痧部位反复刮拭,直至刮拭出痧痕为止。其中子宫和八髎行重刺激。

辨　气滞血瘀者,足三里、三阴交用泻法;湿热与瘀互结者,三阴交、八髎用泻法;脾虚肝郁者,三阴交用泻法,肾俞用补法;肾阳虚者,肾俞、足三里用补法。

疗程　8次为1个疗程,治疗时间根据疾病缓急、病程长短而决定。

注意事项

(1)刮痧治疗盆腔炎,对急性者只作辅助治疗,有缓解症状的作用;对慢性者,可单独应用。

(2)患者平时要注意经期卫生,在经期禁止性生活;流产后半月内禁止盆浴,一个月内禁止性生活。

(3)患者要解除思想顾虑,保持心情舒畅,增强治疗信心;注意营养,劳逸结合,进行适当的体育锻炼,以增强体质和提高机体的抗病能力。

带下病

带下病是指妇女阴道分泌物增多,色白、质稀、气腥,或色黄、质稠如涕如脓,连绵不断,并伴有色泽和质地改变者,是女性生殖系统疾病中的一种常见病症。导致带下病的原因很多,如生殖系统炎症、肿瘤、子宫后屈、肺结核、糖尿病、贫血、精神刺激和阴道异物等。

古代有五色带之名,尤以白带为多见。中医学认为,本病多因脾虚湿热或寒湿困脾而致冲任不固,带脉失约所致。

治则　祛湿止带。

方法　采用直接刮法。

介质　刮拭用油可选用正红花油或刮痧活血剂。

部位及选穴

背部　脾俞、肾俞、八髎。

腹部　气海、归来。

下肢部　足三里、三阴交、太溪。

操作手法

(1)施术者持握刮板与受术者皮肤成45°,按由上至下或由内至外的顺序刮拭其背部、腹部及下肢。

(2)力度以受术者感觉舒适为度,在背俞穴处施以轻柔手法,以平补平泻为主,对选好的刮痧部位反复刮拭,直至刮拭出痧痕为止。

辨　脾虚湿热者,脾俞用补法,八髎、三阴交用泻法;寒湿困脾者,气海、肾俞、脾俞均用补法。

疗程　8次为1个疗程,治疗时间根据疾病缓急、病程长短而定。

注意事项

本疗法不适用于癌性和阴道异物引起的带下病。

子宫脱垂

子宫脱垂是指子宫从正常位置沿阴道下降,至子宫颈外口达坐骨棘水平以下,甚至全部脱出阴道外口的疾病。临床表现为子宫脱垂,可反复发作,或伴有小腹、阴道、会阴部下坠感,腰腿酸软,小便次数增多,阴道局部糜烂,分泌物增多等;劳动后更加明显,自觉有块状物自阴道脱出。本病多因分娩造成宫颈、宫颈主韧带及子宫骶韧带损伤,支持组织未能恢复正常,从而导致子宫沿阴道向下移位。在过劳、剧咳、排便用力等情况下,常可引起反复发作。

中医学认为,本病多因产后或产育过多,耗损肾气,胞脉松弛;或因脾胃虚弱,中气下陷;或肝经湿热下注等所致。本病一般可分为气虚型、肾虚型和湿热型。

治则　益气固托。

方法　采用直接刮法。

介质　刮拭用油可选用正红花油或刮痧活血剂。

部位及选穴

头部　百会。

背部　大椎、肾俞、八髎。

腹部　膻中、中脘、气海、子宫。

下肢部　阴陵泉、三阴交。

操作手法

(1)操作者持握刮板与受术者皮肤成45°,先刮拭其百会、大椎,然后按由上至下或由内至外的顺序刮拭其背部、腹部及下肢。

（2）力度以受术者感觉舒适为度，在背俞穴处施以轻柔手法，以平补平泻为主，对选好的刮痧部位反复刮拭，直至刮拭出痧痕为止。

辨　气虚者，膻中、气海用补法；肾虚者，肾俞用补法；湿热者，三阴交、八髎用泻法。

疗程　10 次为 1 个疗程，治疗时间根据疾病的缓急、病程长短而决定。

注意事项

（1）患者产后需多卧床，防止子宫后倾；分娩后 1 个月内应避免增加腹压的活动；注意小腹保暖，节房事，可有利于巩固疗效。

（2）患者平时保持大便通畅，哺乳时间不宜过长；坚持做提肛锻炼，方法是做忍大便的动作，继而缓慢放松，如此一紧一松连续地做，每天 2 ～ 3 次，每次 3 ～ 10 分钟。

（3）患者应防风寒，忌食辛辣燥烈之物。若能配用补中益气汤加枳壳，水煎内服，则效果更佳。

产后缺乳

产后缺乳是指产妇哺乳期间，乳汁分泌过少或全无，不能满足哺喂婴儿需要的病症。本病临床症状为产后缺乳，抑或乳房胀痛，乳汁不行，可伴有心悸、气短、胸腹胀满等。现代医学认为，产后缺乳与孕前及孕期乳腺发育较差、分娩时出血过多、授乳方法不正确、过度疲劳、恐惧、不愉快等因素有关。

中医学认为，本病多为气血虚弱，不能化生乳汁；或因肝郁气滞，经脉涩滞不通所致。

治则　理气通乳。

方法　采用直接刮法。

介质　刮拭用油可选用正红花油或刮痧活血剂。

部位及选穴

背部　肝俞、脾俞、胃俞。

腹部　膻中、乳根、中脘、关元。

下肢部　阴陵泉、三阴交、太溪、商丘。

操作手法

（1）施术者持握刮板与受术者皮肤成45°，按由上至下或由内至外的顺序刮拭其背部、腹部及下肢。

（2）力度以受术者感觉舒适为度，在背俞穴处施以轻柔手法，以平补平泻为主，对选好的刮痧部位反复刮拭，直至刮拭出痧痕为止。

辨　气血虚弱者，脾俞、关元、膻中用补法；肝郁气滞者，肝俞用泻法。

疗程　2次为1个疗程，治疗时间根据疾病缓急、病程长短而定。

注意事项

患者在治疗期间要保持心情愉快，保证足够的营养；纠正不正确的哺乳方式，定时哺乳，每次哺乳尽量让婴儿吸空乳液，建立良性的泌乳反射。

产后尿潴留

产后尿潴留是指产后6～8小时膀胱充盈尿液不能自行排出，发生排尿困难和尿潴留的病症。本病主要症状为小便不通，小腹胀满而痛。第二产程滞产，胎先露对膀胱颈及盆骨底长时间压迫，造成的暂时性神经支配障碍，膀胱尿道口水肿，若同时存在会阴切口的疼痛反射，三者可共同造成尿潴留。

中医学认为，本病多因气血俱亏，膀胱和三焦气化失调所致；或因滞产胎儿压迫泌尿系器官时间过长所引起。

治则 疏利三焦气机。

方法 采用直接刮法。

介质 刮拭用油可选用正红花油或刮痧活血剂。

部位及选穴

背部 肺俞、肾俞、膀胱俞。

腹部 中极、曲骨。

下肢部 足三里、三阴交。

操作手法

(1)施术者持握刮板与受术者皮肤成45°,按由上至下或由内至外的顺序刮拭其背部、腹部及下肢部。

(2)力度以受术者感觉舒适为度,在背俞穴处施以轻柔手法,以平补平泻为主,中极采用泻法。对选好的刮痧部位反复刮拭,直至刮拭出痧痕为止。

辨 气血亏虚者,肺俞、足三里用补法;气化失调者,肺俞、膀胱俞用泻法;肝肾阴虚者,肾俞用补法,太冲用泻法;脾肾阳虚者,脾俞、肾俞均用补法。

疗程 7次为1个疗程。

注意事项

进行刮痧疗法的同时给患者听流水声进行暗示,诱导排尿,效果更好。

更年期综合征

更年期综合征是指从中年过渡到老年阶段(女性45～60岁),妇女卵巢功能逐渐衰退直至完全消失,体内代谢功能减退,从而导致的内分泌功能失调和自主神经功能紊乱的一组症状。本病的临床表现有阵发性面部潮热、自汗、心悸、抑郁、易激、眩晕、血压异常、月经紊乱等。

中医学认为,妇女在绝经前后,肾气日衰,天癸将竭,冲任二脉逐渐亏虚,精血日趋不足,肾的阴阳易于失调,进而导致脏腑功能失常。本病可以是肾虚,或偏于阴虚,或偏于阳虚,或阴阳俱虚。肾阴虚不能上济于心,可导致心肾不交,肾阴不足以涵养肝木,可致肝肾阴虚;肾阳虚不能温煦脾阳,可致脾肾阳虚。以上诸种病机,均可导致本病的发生。

治则 滋补肝肾。

方法 采用直接刮法。

介质 刮拭用油可选用正红花油或刮痧活血剂。

部位及选穴

头部 百会、太阳、风池、风府。

背部 大椎、天宗、脾俞、肾俞。

腹部 关元、气海。

下肢部 太冲、三阴交。

操作手法

(1)施术者持握刮板与受术者皮肤成45°,按由上至下或由内至外的顺序刮拭其头部、背部、腹部及下肢部。

(2)力度以受术者感觉舒适为度,对选好的刮痧部位反复刮拭,直至刮拭出痧痕为止。

辨 肝肾阴虚者,肾俞用补法,太冲用泻法;脾肾阳虚者,脾俞、肾俞均用补法。

疗程 8次为1个疗程,治疗时间根据疾病缓急、病程长短而决定。

注意事项

患者症状较严重时,应到医院妇科就诊,在医生指导下对症处理,必要时补充雌激素;精神症状明显时可短期服用安定。

儿科病症

小儿上呼吸道感染

上呼吸道感染是指从鼻腔到环状软骨下端部位的鼻、咽、喉黏膜的炎症,一年四季均可发生。本病的主要临床表现有鼻塞、流涕、头痛、咽痛、咳嗽、发热或扁桃体红肿、化脓。婴幼儿常可出现呕吐、腹泻、一时性高热、抽搐等兼症。现代医学认为,小儿由于上呼吸道的解剖特点,易被病毒或细菌感染,加之免疫功能不足,此病常有反复出现的现象,可见于支气管炎、支气管肺炎、急性肾炎、风湿热,也可见于小儿常见急性传染病(麻疹、风疹、幼儿急疹、水痘、脊髓灰质炎等)的前驱期。

中医学认为,小儿稚阳稚阴之体,脏腑娇嫩,肌肤薄弱,防御外邪能力差,加之不知自理,寒热失调,六淫之邪乘机从皮毛或鼻孔侵入,故表现为上呼吸道的症状。本病一般分为外感风寒和外感风热两型。

治则 治宜宣肺解表,或辛凉解表,或辛温解表。

方法 采用直接刮法。

介质 刮拭用油可选用正红花油或石蜡油。

部位及选穴

背部 大椎,第1~3胸椎棘突两侧的背俞穴及夹脊穴。

操作手法

(1)操作者持握刮板,与受术者皮肤成45°,按由上至下或由内至外的顺序刮拭其背部穴位。

(2)力度以患者感觉舒适为度,沿脊柱及两侧刮至皮肤出现痧痕为止。

辨 外感风寒者,用补法,外感风热者,用泻法。

疗程 1 次显效,2~5 次可治愈。

注意事项

再次刮拭务必要在前次刮拭过的局部皮肤无明显疼痛或痧痕大多消退后再实施。

百日咳

百日咳是由百日咳嗜血杆菌引起的急性呼吸道传染病,临床主要表现为阵发性痉挛性咳嗽和咳嗽终止时出现鸡鸣样吸气吼声,反复发作,可持续 3 个月以上,故名为"百日咳"。本病好发于冬春季节,5 岁以下婴幼儿易被感染,发病前 1~3 周多有百日咳的接触史,年龄愈小,病情多愈重。若无并发症,预后一般良好。

本病归属于中医学"顿咳"等的范畴,多由于时行疫毒犯肺,肺气不宣,气郁化热,酿液成痰,阻于气道,上逆而致。

治则 清热宣肺,降逆止咳。

方法 采用直接刮法。

介质 刮拭用油可选用刮痧活血剂。

部位及选穴

背部 督脉:大椎至身柱;膀胱经:双侧风门至肺俞。

胸部 任脉:天突至膻中,前胸由内向外刮;肺经:双侧中府。

上肢部 肺经:双侧尺泽至太渊;大肠经:双侧合谷。

下肢部 胃经:双侧丰隆;肝经:双侧蠡沟。

操作手法

(1)操作者持握刮板与受术者皮肤成45°,按由上至下或由内至外的顺序刮拭其背部、胸部、四肢部穴位。

(2)对体质较好的儿童,可用力刮至其能够忍受为度;对体质较弱的儿童,刮拭力量要柔和一些,刮至皮肤出痧。点、线、面结合,头胸部用力宜轻柔,背部及上、下肢可重刮。

疗程　一般需治疗 3 次以上,方可获得较好的疗效。

注意事项

保证儿童充分休息,特别要保证其夜间的睡眠。对于婴儿尽量不惹其哭闹,对于较大的患儿,发作前应加以安慰,消除其恐惧心理。发作时可助患儿坐起,轻拍背部,并随时将口、鼻分泌物和眼泪擦拭干净。

小儿腹泻

小儿腹泻是小儿常见的一种消化道疾病,一般多见于 2 岁以下的婴幼儿,且多有乳食不节、饮食不洁或感受时邪等病史,可分为单纯性和中毒性两种类型。本病一年四季均可发病,以夏、秋季节最多见。临床主要表现为大便次数增多(一天 3 ~ 5 次,甚至十余次),大便呈水样或蛋花汤样,或呈稀糊状,色黄或黄绿,带有未消化的乳食及黏液。现代医学认为,本病的发生与饮食、感染及免疫等因素有关。此外,气候突变及卫生习惯不良等,亦与本病的发生有密切关系。

中医学认为,小儿脾胃薄弱,无论是外感邪气,还是内伤乳食等均可引起脾胃功能失调,运化功能失职,不能腐熟水谷,水谷不分,并走大肠,则成腹泻。本病一般分为风寒型、伤食型、湿热型和脾虚型。

治则　理肠止泻。

方法　采用直接刮法。

介质　刮拭用油可选用正红花油或石蜡油。

部位及选穴

背部　风门、脾俞、胃俞。

腹部　天枢。

上肢部　内关。

下肢部　足三里。

操作手法

(1)施术者持握刮板与受术者皮肤成45°,按由上而下或由内而外的顺序刮拭各穴。

(2)各穴以轻手法为主,对选好的刮痧部位反复刮拭,至轻微出痧即止。

辨　因风寒者,风门用补法;伤食型、湿热型者,天枢、足三里均用泻法;脾虚型者,脾俞、胃俞、足三里均用补法,以补益脾胃之气。

疗程　1次即可见效,3~7次为1个疗程。

注意事项

(1)刮痧治疗小儿腹泻效果较好,尤其对于惧怕打针的儿童更加适宜。

(2)治疗期间应纠正不合理的饮食习惯,掌握哺乳和饮食的时间,给儿童以营养丰富、容易消化的食物,不宜过饥或过饱。轻症者停喂不易消化的食物和脂类食物,重症者应暂时禁食,但一般不超过6~8小时,适量饮水以防脱水。

小儿营养不良

由于饮食供应不足,或摄入的食物不能被充分吸收,或哺乳技术不适当,或长期腹泻,使小儿体重逐渐减轻、体内脂肪渐减、精神萎靡、腹部胀大、青筋暴露,影响生长发育,即称为营养不良症,属于中医"疳证"的范畴。

营养不良症多发生于 1~5 岁以下的婴幼儿。由于长期得不到足够的蛋白质及热量,机体处于"饥饿状态",被迫消耗自身的组织。营养不良分有水肿和无水肿的营养不良症。有水肿的营养不良症主要是缺乏蛋白质,从虚胖到水肿,称为营养不良性水肿。无水肿的营养不良症是总热量及各种营养物质都缺乏。

中医学认为,本病的发生主要是因小儿脏腑娇嫩,脾常不足,乳食喂养不当,或因过食肥甘厚味、生冷,或因卫生习惯不良、感染寄生虫,或者因病久体弱使脾胃的消化吸收功能受损,而致积滞伤脾,脾胃虚弱最终气血两虚而发病。本病一般可分为积滞伤脾型、脾胃虚弱型、气血两虚型。

治则 健脾和胃。

方法 采用直接刮法。

介质 刮拭用油可选用正红花油或石蜡油。

部位及选穴

背部 大椎、脾俞、胃俞。

腹部 气海。

下肢部 百虫窝、足三里。

操作手法

(1)施术者持握刮板与受术者皮肤成45°,按由上至下或由内至外的顺序刮拭其背部、腹部及下肢部。

(2)力度以患儿感觉舒适为度,对选好的刮痧部位反复刮拭,直至刮拭出痧痕为止。

辨 积滞伤脾者,足三里、胃俞用泻法;脾胃虚弱、气血两虚者,脾俞、胃俞、足三里用补法。

疗程 10 次为 1 个疗程,治疗时间根据疾病缓急、病程长短而决定。

注意事项

刮痧疗法通过刺激与消化系统功能有关的穴位,有效地增进患者的食欲,促使其营养状况慢慢改善。

小儿周期性呕吐

周期性呕吐多发生于 10 岁左右的儿童,一般女多于男,发病原因目前尚不清楚。常见患儿每小时呕吐 6 ~12 次,发作一次可持续数小时至 3 个月,症状多在成年期消失。

中医学认为,小儿呕吐多由于伤食、胃热、胃实、肝气犯胃、惊恐等引起。

治则 和胃止呕。

方法 采用直接刮法。

介质 刮拭用油可选用刮痧活血剂或正红花油。

部位及选穴

背腰部 大椎、膈俞、肝俞、脾俞、胃俞。

腹部 巨阙、中脘、下脘。

上下肢部 足三里、太冲、三阴交、公孙、内关。

操作手法

(1)在受术者相应部位涂刮痧活血剂,施术者持刮板以 45°平面向下刮拭。刮拭顺序为内关→背部穴位→腹部穴位→下肢穴位。

(2)足部皮薄,用力宜轻柔,否则会引起疼痛。

辨 因伤食、胃热、胃实者,胃俞、足三里用泻法;因肝气犯胃、惊恐者,肝俞、太冲用泻法。

疗程 3 次为 1 个疗程。刮痧疗法对由不同病因引起的恶心、呕吐,疗效不同,以无器质性病变及病变轻微者效果为好,对病程长、病重体弱者疗效较差。

注意事项

如果进行刮痧治疗后,患者较长时间仍未好转,应到医院做详细检查,以排除器质性疾病。

惊 厥

惊厥又称惊风,是小儿时期较为常见的中枢神经系统器质性或功能性异常的严重症状,主要表现为全身或局部抽搐、痉挛,常伴神志障碍。本症随发生年龄不同而原因各异:婴幼儿期为高热、低血糖、低血钙;学龄前或学龄儿童可因细菌性痢疾、流行性乙型脑炎、大叶性肺炎及癫痫等导致,亦可因代谢性疾病或脑瘤而引起。

本病属中医学儿科四大病症之一,中医认为本病原因较复杂,多种邪毒,逆传心包,则神明受扰,故神昏而抽搐;或因多种邪毒,造成热极生风,或因水亏木旺、柔不济刚而动风,责之于肝风。其中急惊风为外感时邪,痰热积滞,暴受惊恐;慢惊风由肝肾阴亏,或土虚木旺,或先天胎元受损所致,多见于湿热病后期、久吐久泻或妊娠期受惊。

治则 熄风解痉。

方法 采用直接刮法。

介质 刮拭用油可选用正红花油或刮痧活血剂。

部位及选穴

头颈部 人中、印堂、风池、大椎。

背部 大杼、风门、肺俞、心俞。

上肢部 中冲、合谷、太渊、列缺、尺泽。

操作手法

(1)施术者持握刮板与皮肤成45°,按由上至下或由内至外的顺序刮拭其头颈部、背部、上肢部。

（2）力度以受术儿童感觉舒适为度，对选好的刮痧部位反复刮拭，直至刮拭出痧痕为止。

辨 急惊风者，人中、大椎、合谷用泻法；慢惊风者，多采用平补平泻法。

疗程 刮痧治疗1次即可见效。在惊厥停止后，应嘱患儿做全面检查以找出病因。

小儿厌食症

小儿厌食症是指无其他明显的症状，只表现为不想进食甚至厌食，或伴有食后腹胀的疾病，临床中极为多见，成人因其他疾病，在恢复期也常可见到。

中医学认为，本病多因脾胃不和、胃阴不足及脾气虚弱引起。本病迁延日久则容易导致气血耗损，后天亏虚，易患其他疾病。辨证分为脾胃不和型、胃阴不足型和脾胃气虚型。

治则 健脾益气。

方法 采用直接刮法。

介质 刮拭用油可选用正红花油或刮痧活血剂。

部位及选穴

背部 脾俞、胃俞、大肠俞。

腹部 中脘、梁门。

下肢部 足三里。

操作手法

（1）施术者持握刮板与受术者皮肤成45°，按由上至下或由内至外的顺序刮拭其背部、腹部及下肢部。

（2）力度以受术儿童感觉舒适为度，对选好的刮痧部位反复刮拭，直至轻微出痧为止。

辨　脾胃不和者，脾俞、胃俞刮拭力度相同，平补平泻；胃阴不足者，胃俞用补法；脾胃气虚者，足三里用补法。

疗程　10 次为 1 个疗程，治疗时间根据疾病缓急、病程长短而决定。

注意事项

（1）小儿厌食症服用健胃药多不收效或收效较慢，刮痧疗法通过刺激与消化系统功能有关的穴位后，能有效地增进食欲，疗效较为迅速。还应遵循"胃以喜为补"的原则，以患儿喜爱的食物来诱导开胃，暂不考虑其营养价值，待其食欲稍增后，再按需要补给，可使顽固性厌食儿童获得食欲改善。

（2）引起小儿厌食症的原因很多，在治疗前应明确诊断，排除胃肠道器质性病变以及肠道寄生虫病。

高　热

发热是儿科临床最常见的症状之一，由于各种疾病的原因而使体温升高称为发热。小儿肛温 >37.8 ℃，或舌下温度 >37.5 ℃，或腋下温度 >37.4 ℃视为发热。目前通常以腋温为标准，但肛温准确性好。发热的分度分型尚无统一标准，一般认为，腋温 37.5～38.0℃为低热，38.1～39.0℃为中度发热，39.1～40.5 ℃为高热，>40.5 ℃为超高热。

高热常是一些疾病的前期症状，引起发热的病因可分为急性感染性疾病和急性非感染性疾病两大类。前者最为多见，如由细菌、病毒引起的呼吸道、消化道、尿路及皮肤感染等，后者主要由变态反应性疾病，如药物热、血清病以及自主神经功能紊乱和代谢疾病所引起。

本病属中医学"温病"范畴,基本病机为"气营两燔"。

治则　清气凉营。

方法　采用直接刮法。

介质　刮拭用油可选用刮痧油或石蜡油。

部位及选穴

背部　大椎、风池、大杼、膏肓、神堂、风门。

手少阳三焦经　外关。

手阳明大肠经　曲池。

手太阴肺经　鱼际、列缺、合谷。

操作手法

(1)风池穴以点揉为主。

(2)施术者持握刮板与受术者皮肤成45°,按由上至下或由内至外的顺序刮拭其背俞穴及膀胱经穴位,以驱除外邪。

(3)重刮大椎、大杼、膏肓、神堂及曲池、外关、鱼际等腧穴部位3分钟左右,以局部出现痧点为佳;轻刮合谷、列缺、风门等穴位3～5分钟。

疗程　1次即可见效。

注意事项

刮痧除高热只是治标救急之法,热容易复起,在热势减缓之后,应到医院查明病因。

遗尿症

小儿遗尿症又称夜尿症,俗称"尿床",是指满3周岁的儿童在发育和智力正常,排尿功能正常的情况下,在夜间睡梦中不能自行控制而排尿于床上的病症,偶因疲劳或临睡饮水过多而遗尿不属病态。导致小儿遗尿的原因多为排尿功能失调,主要是控制膀胱排尿功能的神经系统,特别是大脑的排尿中枢发育迟缓所致。

中医学认为,本病与肾气不足、心肾不交、脾虚气陷、肺气不调而致膀胱失约有关。

治则 补肾固涩。

方法 采用直接刮法。

介质 刮拭用油可选用正红花油或刮痧活血剂。

部位及选穴

头部 百会。

腹部 关元、中极。

背部 三焦俞、肾俞、膀胱俞、次髎。

操作手法

(1)施术者持握刮板与受术者皮肤成45°,按由上至下或由内至外的顺序刮拭其头部、背部及腹部。

(2)力度以受术儿童感觉舒适为度,对选好的刮痧部位反复刮拭,直至刮拭出痧痕为止。

辨 肾气不足、心肾不交者,重点刮拭肾俞;脾虚气陷、肺气不调者,重点刮拭三焦俞。

疗程 8次为1个疗程,治疗时间根据疾病缓急、病程长短而决定。

注意事项

(1)用刮痧疗法治疗小儿遗尿症效果较好。在治疗初期,每晚睡前宜少喝水,家长应定时叫醒儿童起床排尿,以提高疗效。但对由某些器质性病变引起的遗尿症,应及时治疗原发病症。

(2)治疗期间应嘱家属密切配合,不应打骂儿童,避免精神刺激。对遗尿儿童应加强训练,定时唤醒排尿,更应纠正贪玩、过度疲劳、睡眠不足、傍晚饮水过多等诱因。

外科病症

颈椎病

颈椎病是指颈椎及其周围软组织发生病理改变或骨质增生等导致颈神经根、颈部脊髓、椎动脉及交感神经受压或受刺激而引起的症候群。本病的主要临床症状为颈肩臂疼痛、僵硬，疼痛可放射至前臂、手及指，指尖有麻木感，部分患者亦有头晕、头痛、恶心、耳鸣、耳聋、颈部压痛、行走不稳和肌肉萎缩等症状。本病好发于40岁以上的成年人，无论男女皆可发生。

中医学认为，本病多因积劳成伤、气血阻滞、风寒湿邪乘虚而入，阻于经络；或因气滞、痰浊、瘀血等病理产物积聚，致经络瘀滞，风寒湿邪外袭痹阻于太阳经脉，致筋骨不利而发病。

治则　活血通经。

方法　采用直接刮法。

介质　刮拭用油可选用刮痧油或正红花油。

部位及选穴

颈部　风池、风府。

肩背上肢部　肩井、天宗、外关、合谷、液门。

下肢部　悬钟。

操作手法

（1）风池、风府以点揉为主。

（2）施术者持握刮板与受术者皮肤成45°，按由上至下的顺序刮拭其颈肩部穴位，以舒筋活血。

（3）重刮肩井、天宗、外关、合谷、液门、悬钟等腧穴部位 3 分钟左右，以局部出现痧点为佳。

疗程　1 次即可见效，7 次为 1 个疗程。

注意事项

应用刮痧治疗颈椎病只能改善局部营养、代谢，缓解或消除颈椎病的临床症状，但不能消除椎体骨质增生。患者应避免长时间低头屈颈工作，经常做颈部及肩部功能锻炼，避免感受风寒。另外，枕头的高低应适中。

项背肌筋膜炎

项背肌筋膜炎是临床常见病、多发病。项背肌筋膜炎是由于背肌和筋膜的急、慢性损伤，使二者之间产生无菌性炎症，造成组织间水肿、渗出，久之形成粘连及纤维性变，引起背部疼痛、活动受限的一种疾病。本病的软组织病变系由局部损伤或超负荷所引起，患者可有外伤后治疗不当、劳损或外感风寒等病史；多发于老年人，好发于两肩胛之间，尤以体力劳动者多见。本病的常见症状有背部酸痛，肌肉僵硬发板，有沉重感，疼痛常与天气变化有关，阴雨天及劳累后症状加重；背部有固定压痛点或压痛较为广泛，沿腰背肌行走方向常可触到条索状的改变，腰背功能活动大多正常。

中医学认为，本病多因劳损、肝肾亏虚或外邪侵犯而使脉络、经筋受损，瘀血内积，闭塞不通所致。

治则　祛瘀通络。

方法　采用直接刮法。

介质　刮拭用油可选用正红花油或刮痧活血剂。

部位及选穴

背部　大椎、天宗、阿是穴。

操作手法

(1)施术者持握刮板与受术者皮肤成45°,按由上至下或由内至外的顺序刮拭其背部。

(2)力度以受术者能耐受为度,对选好的刮痧部位反复刮拭,直至刮拭出痧痕为止,重点刺激所选穴位。

疗程　4次为1个疗程,治疗时间根据疾病缓急、病程长短而决定。

注意事项

在治疗的同时,患者要避免劳累,避免风寒刺激。

肩关节周围炎

肩关节周围炎即肩周炎,是指肩关节周围的肌肉、肌腱、滑囊以及关节囊等组织的一种慢性退行性炎性无菌疾病。临床主要表现为局部有广泛性压痛,早期以疼痛为主,后期以功能障碍为主;患侧肩关节疼痛和肩关节活动逐渐受限,夜间尤甚,亦可为双侧性;日久患侧肩关节甚至上肢肌肉可出现失用性萎缩;关节在进行外展、上举、后伸和前旋等活动时活动明显受限。本病多发生在40岁以上人群,女性发病率高于男性,非体力劳动者多见。

中医学认为,本病多因肝肾亏虚,气血虚弱,血不荣筋;或因外伤后遗,痰浊瘀阻,复感风寒湿邪侵袭经络,使气血凝滞不畅,瘀阻经脉所致。

治则　温经通络。

方法　采用直接刮法。

介质　刮拭用油可选用刮痧油或正红花油。

部位及选穴

颈背部　大椎、风池、风府、哑门、肩井、天宗。

胸部　中府、云门、缺盆。

上肢部　肩髃、肩贞、臂臑、臑会、外关、曲池、合谷。

下肢部　足三里、条口。

操作手法

（1）风池、中府以点揉为主。

（2）施术者持握刮板与受术者皮肤成45°，按由上至下的顺序刮拭其肩部周围穴位，以活血通络。

（3）重刮大椎、肩井、天宗、条口及肩关节周围穴位3分钟左右，以局部出现痧点为佳；轻刮外关、曲池、合谷、足三里等穴位3~5分钟。

辨　因肝肾亏虚、气血虚弱者，可加刮脾俞、肾俞；因瘀阻经脉者，加刮膈俞。

疗程　7次为1个疗程。

注意事项

（1）刮痧对本病有明显的减轻疼痛的作用，但需多次治疗后患肢活动情况才能好转。

（2）在治疗期，患者要加强功能锻炼，如爬墙锻炼、体后拉手、外旋锻炼；同时注意肩部保暖，避免过度劳累。

急性腰扭伤

急性腰扭伤是指腰部的肌肉、筋膜、韧带或小关节因过度扭曲或牵拉所致的损伤，多由搬抬重物用力过猛或身体突然旋转而引起。临床主要表现为腰痛剧烈，腰不能挺直，俯、仰、转侧均困难，腰部肌肉紧张，压痛点明显，X线片无特殊显示。

中医学认为，本病多由负重不当或过度扭曲而致关节筋肉络脉受损，气血壅滞所致。

治则　活血止痛。

方法　采用直接刮法。

介质　刮拭用油可选用刮痧活血剂或痹痛刮痧液。

部位及选穴

腰部　肾俞、志室、大肠俞。

下肢部　委中、承山。

操作手法

（1）受术者取俯卧位，操作者持握刮板，与受术者皮肤成45°，在肾俞、志室、大肠俞一带寻找压痛点刮拭，按由上至下或由内至外的顺序刮拭以驱除外邪，然后再在委中、承山采用角刮法进行刮拭。

（2）力度以受术者能够耐受为度，对选好的刮痧部位沿经络循行方向连续刮拭，直至刮拭出痧痕为止。

疗程　最快者1次可治愈，慢者3次可恢复正常。

注意事项

患者平时搬抬物体时，应量力而行，不可强行从事；扭伤后应注意腰部保暖；患病期间避免性生活。

腰肌劳损

腰肌劳损主要是指腰骶部肌肉、筋膜、韧带等软组织的慢性损伤，多因长期劳累、习惯性不良姿势或急性损伤后治疗不彻底所致。临床表现为腰部酸痛、无力或僵硬，患者多有明显的腰部剧烈运动或反复扭伤史；疼痛部位不具体并逐渐加重，腰部活动受限，劳累后加重，休息可减轻，并与气候变化有关。

中医学认为,本病多因劳损、肝肾亏虚或外邪侵犯而致脉络、经筋受损,气血运行瘀滞,瘀血内积,闭塞不通所致。

治则　化瘀通络。

方法　采用直接刮法。

介质　刮拭用油可选用刮痧油或痹痛刮痧液。

部位及选穴

腰骶部　肾俞、大肠俞、秩边、八髎。

下肢部　委中、承山、足三里。

操作手法

(1)施术者持握刮板与受术者皮肤成45°,按由上至下或由内至外的顺序刮拭其背俞穴及膀胱经穴位,以驱除外邪。

(2)重刮肾俞、大肠俞、八髎及委中、承山等腧穴3分钟左右,以局部出现痧点为佳;轻刮足三里3~5分钟。

辨　肝肾亏虚者,同前所述基本治疗;外邪入侵及劳损者,重点刺激委中、承山。

疗程　7次为1个疗程。

注意事项

患者应避免久坐久立,以及长时间做弯腰动作。

坐骨神经痛

坐骨神经痛是指在坐骨神经通路及其分布区内发生的疼痛,为常见的周围神经疾病。临床分为原发性和继发性两类,原发性坐骨神经痛的发病与受寒、潮湿、损伤及感染有关;继发性坐骨神经痛为神经通路的邻近组织病变产生机械性压迫或粘连所引起,如腰椎间盘突出症,椎间关节、骶髂关节、骨盆的病变以及腰骶部软组织损伤。本病根据病因还可以分为根性坐骨神经痛与干性坐骨神经痛。前者多由脊椎病变所引起,如腰椎间盘突出症、脊椎肿瘤、结核等,疼痛可因咳嗽、打喷嚏、弯腰等加重;后者多由坐骨神经炎引起,发病较急。根性坐骨神经痛患者小腿外侧或足背皮肤感觉减弱明显,干性坐骨神经痛患者通路压痛较重。

本病临床主要表现为臀部、大腿后侧、小腿后外侧和足部外侧疼痛。患者多有受寒或外伤史,疼痛多由臀部或髋部开始,向下沿大腿后侧、腘窝、小腿外侧和足背部外侧扩散,在持续性钝痛的基础上可有发作性加剧。根性坐骨神经痛常从腰部开始向下放射。

中医学认为,本病多因风、寒、湿之邪客于足少阳经脉,致使该经气血阻滞所致。

治则　活血止痛。

方法　采用直接刮法。

介质　刮拭用油可选用正红花油或刮痧活血剂。

部位及选穴

背部　脾俞、肾俞、大肠俞。

下肢部　少阳经:环跳、风市、阳陵泉、悬钟;太阳经:秩边、殷门、委中、承山。

操作手法

(1)施术者持握刮板与受术者皮肤成45°,按由上至下或由内至外的顺序刮拭其背部及下肢部。

(2)力度以受术者感觉舒适为度,对选好的刮痧部位沿经络循行方向连续刮拭,路线尽量拉长,直至刮拭出痧痕为止,腧穴处重点刺激。

疗程　8次为1个疗程,治疗时间根据疾病缓急、病程长短而决定。

注意事项

用刮痧疗法治疗坐骨神经痛效果较好。在治疗过程中,患者应适当卧床休息,椎间盘突出者须卧硬床板,应注意腰腿部的保暖;体力劳作时应采取正确的姿势。

肋间神经痛

肋间神经痛指肋间神经分布区出现经常性疼痛,并有发作性加剧特征的疾病。原发性肋间神经痛较少见,病因主要与流感、疟疾等有关。继发性肋间神经痛多与邻近器官组织感染、外伤或异物压迫等有关。此外,髓外肿瘤和带状疱疹亦常引起本病。咳嗽、打喷嚏、深呼吸时肋间疼痛加剧,疼痛剧烈时可向同侧肩背部放射。检查相应皮肤区域,感觉过敏,沿肋骨边缘有压痛。

本病归属于中医学"胸胁痛"等的范畴,多因情志失调、肝气不舒、复感风寒之邪,寒凝痹阻,容于胸肋部所致。本病一般分为肝气郁结、瘀血停滞、肝阴不足和余邪窜络四型。

治则 和解止痛。

方法 采用直接刮法。

介质 刮拭用油可选用正红花油或刮痧活血剂。

部位及选穴

背部 肺俞、膈俞、肝俞、胆俞及相应夹脊穴。

胸部 中府、膻中。

下肢部 太冲。

操作手法

(1)施术者持握刮板与受术者皮肤成45°,按由上至下或由内至外的顺序刮拭其背部、胸部及下肢部。

(2)力度以受术者感觉舒适为度,对选好的刮痧部位反复刮拭,直至刮拭出痧痕为止。

(3)肝气郁结者,重点刺激肝俞、膻中;瘀血停滞者,重点刺激膈俞;肝阴不足者,重点刺激肝俞、太冲;余邪窜络者,重点刺激膈俞、肺俞。

疗程　10 次为 1 个疗程,治疗时间根据疾病缓急、病程长短而决定。

注意事项

(1)刮痧疗法对由闪挫劳损、感冒、寒冷刺激、肥大性胸椎炎引起的肋间神经痛有治疗作用。

(2)肋间神经痛如因心脏病、脊髓病等引起,在治疗的同时,应对引起本病的原发病进行积极治疗。

(3)患者应注意休息,避免劳累。

肥大性脊柱炎

肥大性脊柱炎又称为增生性脊柱炎,指椎体软骨退变、骨质增生,以活动受限、晨起或长时间保持坐立姿势后,改变体位时腰背部疼痛明显为特点的慢性骨关节病变,以腰 4、5 椎体部位为常发部位,好发于中老年人群。临床可见腰背部酸痛不适,有压痛点,功能轻度受限,活动后症状减轻,活动多后症状又加重。

中医学认为,本病的病机可概括为正虚、邪实两方面。正虚主要表现为肝肾亏虚,气血不足,筋骨失养,此为发病之根本;邪实是在正虚的基础上,产生痰、瘀,或感受风寒湿邪及痰瘀阻滞经络,此为本病之标。

治则　通督止痛。

方法　采用直接刮法。

介质　刮拭用油可选用正红花油或刮痧活血剂。

部位及选穴

背部 膈俞、气海俞、肾俞、关元俞、命门、腰阳关。

下肢部 委中、承山、阳陵泉。

操作手法

(1)施术者持握刮板与受术者皮肤成45°,按由上至下或由内至外的顺序刮拭背部及下肢部。

(2)力度以受术者感觉舒适为度,对选好的刮痧部位反复刮拭,直至刮拭出痧痕为止,重点刺激所选穴位。

辨 正虚者,重点刺激气海俞、肾俞、关元俞、命门;邪实者,在前面所述基础上重点刺激膈俞。

疗程 10次为1个疗程,治疗时间根据疾病缓急、病程长短而决定。

注意事项

患者应注意病患局部的保暖,不可剧烈运动。

髌骨软化症

髌骨软化症又称髌骨软骨病,主要是由于膝盖在长期的屈伸中,髌骨之间反复摩擦,互相撞击,使软骨面磨损所致,是一种比较常见的膝关节病。本病起病缓慢,最初感觉膝部隐痛、乏力,劳累后加重,上下楼梯困难,严重者影响步行,浮髌试验阳性,X线检查可以明确诊断。

中医学认为,本病主要是由肝肾亏虚、筋骨失养导致,在正虚的基础上受风寒湿邪而加重。

治则 强膝通经。

方法 采用直接刮法。

介质 刮拭用油可选用正红花油或刮痧活血剂。

部位及选穴

下肢部　足三里、犊鼻、内膝眼、梁丘。

操作手法

（1）操作者持握刮板，与受术者皮肤成45°，按由上至下或由内至外的顺序刮拭其膝关节周围。先用刮板的棱角点按、刮拭双膝眼，由里向外宜先点按深陷，然后向外刮出；再刮拭膝关节前面部（足阳明胃经经过膝关节的前面），膝关节以上的部分，从伏兔经阴市至梁丘，膝关节以下部分从犊鼻至足三里，从上向下进行刮拭；最后刮拭膝关节内侧部（足太阴脾经经过膝关节的内侧）、膝关节外侧部（足少阳胆经经过膝关节的外侧）以及膝关节后面部（足太阳膀胱经经过膝关节的后面）。

（2）力度以受术者能够耐受为度，对选择的刮痧部位反复刮拭，直至刮拭出痧痕为止，重点刺激所选穴位。

疗程　10次为1个疗程，治疗时间根据疾病缓急、病程长短而决定。

注意事项

患者日常应注意膝关节的保暖，避免膝关节过度用力。

足跟痛

足跟痛多由外伤、劳损引起跖肌膜劳损，或跟骨结节退变钙化、骨刺形成导致的纤维脂肪垫炎、跟下滑囊炎而致。本病多见于中老年人，多与骨质增生、跗骨窦内软组织劳损、跟骨静脉压增高等因素有关。临床主要表现为足跟部疼痛，不能站立，行走困难，足跟内侧有一个明显的痛点，并有筋结样的反应物。患者常在久坐和晨起下床时感到疼痛，活动后可缓解。轻者走路、久站后才出现疼痛；重者足跟肿胀，不能站立和行走，平卧时亦有持续酸胀或针刺样、灼热样疼痛，甚至牵涉及小腿后侧。

中医学认为,本病系年老肾虚、体质虚弱、肾阴阳俱亏,不能温煦和滋养足少阴肾经循行线上的筋骨,致使跟骨失养劳损而发生疼痛,或因风寒湿邪侵袭,致气滞血瘀,经络受阻而发生疼痛。

治则　活血化瘀。

方法　采用直接刮法。

介质　刮拭用油可选用正红花油或刮痧活血剂。

部位及选穴

下肢部　申脉、仆参、照海、水泉、阿是穴。

操作手法

(1)施术者持握刮板与受术者皮肤成45°,按由上至下或由内至外的顺序刮拭所选穴位。

(2)力度以受术者感觉舒适为度,对选好的刮痧部位反复刮拭,直至刮拭出痧痕为止,重点刺激所选穴位。

疗程　10 次为 1 个疗程,治疗时间根据疾病缓急、病程长短而决定。

注意事项

(1)对骨质增生者,刮痧治疗虽不能消除骨刺,但通过消除骨刺周围软组织的无菌性炎症,疼痛同样可以得到缓解。

(2)采用刮痧疗法治疗本病的同时,可配合服用补肾的药物,如六味地黄丸;宜穿软底鞋或在患侧的鞋内放置海绵垫;可每天热敷足部或用温水浸足。

肱骨外上髁炎

肱骨外上髁炎俗称"网球肘",多因前臂旋转用力不当而致。本病起病缓慢,初起时在劳累后偶感肘外侧疼痛,迁延日久则加重,如做抬东西等动作时患肢均感疼痛无力,疼痛剧烈甚至可向上臂及前臂放射,影响肢体活动,但在静息时多无症状。检查时关节外观无红肿,局部有明显压痛,伸肌腱牵拉试验阳性,即肘伸直握拳,屈腕,然后将前臂旋前,可发生肘外侧部剧痛。临床主要表现为肘关节外侧疼痛,向前臂外侧放射,用力握拳及做前臂旋转动作(如拧毛巾)时加剧。

中医学认为,本病多因劳伤或伤后气血阻滞,血不荣筋,夹痰瘀凝结而成。

治则 活血化瘀。

方法 采用直接刮法。

介质 刮拭用油可选用正红花油或刮痧活血剂。

部位及选穴

上肢部 尺泽、臂臑、手三里、天井、合谷。

操作手法

(1)施术者持握刮板,与受术者皮肤成45°,按由上至下或由内至外的顺序刮拭上肢。

(2)力度以受术者感觉舒适为度,对选好的刮痧部位反复刮拭,直至刮拭出痧痕为止,需重刺激手三里。

疗程 3次为1个疗程,治疗时间根据疾病缓急、病程长短而决定。

注意事项

患者在治疗期间宜减少患肢的活动,以利于炎症早日吸收。治愈后注意保养,避免再度劳伤,否则极易复发。

落　枕

落枕是指急性单纯性颈项强痛、活动受限的一种病症。本病多因体质虚弱、劳累过度、睡眠时头颈部位置不当、枕头高低不适或太硬等,使颈部肌肉(如斜方肌、肩胛提肌等)过长时间维持在过度伸展位或紧张状态而导致,睡前无任何症状,多于早晨起床后颈部强直,不能左右转动或环顾,患部酸痛并可向同侧肩部及上臂扩散。或颈部突然扭转,或肩扛重物使颈部肌肉扭伤、引起痉挛等,均可致落枕引起颈部肌肉静力性损伤或痉挛。本病无论男女老幼皆可发生,是临床上的常见病、多发病。临床主要表现为颈部肌肉、颈项强直、酸胀、转动失灵,强行则痛。轻者可自行痊愈,重者可延至数周。

本病又称"颈部伤筋",归属于中医学"失枕"的范畴,多因起居不当,受风寒湿邪侵袭,寒凝气滞,经脉瘀阻所致。

治则 理气止痛。

方法 采用直接刮法。

介质 刮拭用油可选用正红花油或刮痧活血剂。

部位及选穴

头颈部 风池、风府。

背部 肩井、天宗。

四肢部 外关、悬钟。

操作手法

(1)施术者持握刮板与受术者皮肤成45°,按由上至下或由内至外的顺序刮拭其头颈部、背部及四肢部。

(2)力度以受术者感觉舒适为度,对选好的刮痧部位反复刮拭,直至刮拭出痧痕为止,重刺激天宗、肩井。

疗程 刮痧1次,症状即可明显减轻,3次为1个疗程。治疗时间根据疾病缓急、病程长短而决定。

注意事项

治疗后需要进行活动,并注意保暖以防受凉。患者平时要注意睡姿,枕头不要过高,养成良好的睡眠习惯,使颈椎保持正常的生理弯曲。反复发作者应考虑颈椎病。

皮肤科病症

痤 疮

痤疮是一种常见于青春发育期的毛囊、皮脂腺慢性炎症,好发于颜面、胸背部,可形成黑头、白头粉刺以及丘疹、脓疱、结节等损伤。在青春期男女中的发病率极高,其中又以女性为多,青春期过后,大多自然消退。本病多由青春期雄性激素分泌量增加致使皮脂腺代谢旺盛,皮脂排泄过多,堵塞毛囊口,同时受细菌等侵袭形成炎症所致。

中医学认为,本病多因肺经血热,熏蒸颜面;或恣食肥甘厚味,脾胃积热,复感风毒之邪,血热瘀滞肌肤而成;也可因化妆品刺激而引起。本病一般分为肺经风热型,证见面、前胸、后背多形性皮肤损伤,伴口渴、瘙痒、大便干燥等;脾胃积热型,证见皮肤损伤色红,形成脓疱或结节,瘙痒或伴疼痛、口渴思饮、多食、口臭等。

治则 凉血解毒。

方法 采用直接刮法。

介质 刮拭用油可选用正红花油或刮痧活血剂。

部位及选穴

头部 百会、风池、攒竹。

背部 大椎、肺俞、心俞、肝俞、脾俞、肾俞。

四肢部 曲池、阴陵泉、三阴交、足三里、丰隆、内庭。

操作手法

（1）施术者持握刮板与受术者皮肤成45°，按由上至下或由内至外的顺序刮拭其头部、背部及四肢部。

（2）力度以受术者感觉舒适为度，对选好的刮痧部位反复刮拭，直至刮拭出痧痕为止。

辨 肺经风热型者，大椎、风池、肺俞、心俞重点刮拭；脾胃积热型者，肝俞、脾俞、丰隆、内庭重点刮拭。

疗程 8次为1个疗程，治疗时间根据疾病缓急、病程长短而决定。

注意事项

（1）刮痧疗法可使皮疹、脓疱、结节逐渐缩小，能限制新皮疹的产生，但对合并螨虫感染者难以取得良效。

（2）刮拭时需避开皮肤损伤局部。

（3）患者在治疗期间应注意休息，用冷水或温水清洗面部，保持面部清洁，减少毛孔堵塞。忌食含过多脂肪、糖类和辛辣的食物，戒烟、酒。

湿 疹

湿疹是一种临床常见的、多发的过敏性炎症性皮肤病。临床上一般分为急性湿疹（包括急性、亚急性和慢性湿疹急性发作）和慢性湿疹两大类，且二者又多相互转化。临床主要表现为周身或胸背、腰腹、四肢、阴囊、肛门处出现红色疙瘩，常伴有便干溺赤、口渴、心烦等症状。急性期可出现皮肤潮红，有集簇或散发性粟米大小的红色丘疹或丘疹水疱，渗出液较多，结痂；慢性期多反复发作，缠绵不愈，且多出现鳞屑、苔藓化等损伤，皮肤损伤处有融合及渗液的倾向，常对称分布。

中医学认为，本病多因饮食伤脾，外受湿热之邪；或脾虚失运，素体蕴湿,郁久化热,湿热壅遏,而成湿热相搏;或因夹风邪、厉风、湿热客于肌肤所致。慢性湿疹多由急性湿疹失治迁延转化而成,一般分为湿热证和血虚证。

治则　祛湿解毒。

方法　采用直接刮法。

介质　刮拭用油可选用正红花油或刮痧活血剂。

部位及选穴

背部　陶道、肺俞、脾俞。

四肢部　曲池、血海、足三里、三阴交。

操作手法

(1)施术者持握刮板与受术者皮肤成45°,按由上至下或由内至外的顺序刮拭其背部及四肢。

(2)力度以受术者感觉舒适为度,对选好的刮痧部位反复刮拭,直至刮拭出痧痕为止。

辨　属湿热证者,陶道、曲池、三阴交用泻法;属血虚者,脾俞、血海、足三里用补法。

疗程　10次为1个疗程,治疗时间根据疾病缓急、病程长短而决定。

注意事项

在治疗期间,患者不宜用热水烫洗或用肥皂洗刷病灶,亦不宜吃辛辣等刺激之品,忌烟、酒。

皮肤瘙痒症

皮肤瘙痒症是指临床上无原发性皮肤损害而以瘙痒为主要症状的皮肤病。本病与某些慢性病、代谢障碍、精神神经因素及气候有关,易在睡前、精神紧张时发生。临床表现为皮肤阵发性瘙痒(夜间为甚),每次持续数分钟或数小时。痒处可一处或多处,甚至遍及全身,搔之不休。查体可见皮肤抓痕,并可伴疼痛、皲裂、潮红、血痂,甚至皮肤增厚呈色素沉着、湿疹化或苔藓样变等。

中医学认为,本病多由腠理不固,风邪侵袭,或因体质因素不耐鱼虾等食物,胃肠积热郁于肌肤而成,一般可分为外感风热型和胃肠积热型。

治则　祛风止痒。

方法　采用直接刮法。

介质　刮拭用油可选用正红花油或刮痧活血剂。

部位及选穴

背腹部　肾俞、胃俞、天枢。

上肢部　合谷、曲池。

下肢部　血海、足三里、委中、三阴交。

操作手法

(1)施术者持握刮板,与受术者皮肤成45°,按由上至下或由内至外的顺序刮拭其背腹部、上肢部及下肢部。

(2)力度以受术者感觉舒适为度,对选好的刮痧部位反复刮拭,直至刮拭出痧痕为止。

辨　外感风热者,合谷、曲池用泻法;胃肠积热者,胃俞、天枢、足三里、三阴交用泻法。

疗程　10次为1个疗程,治疗时间根据疾病缓急、病程长短而决定。

注意事项

患者平素应多食新鲜蔬菜,忌食辛辣刺激的食物。

股外侧皮神经炎

股外侧皮神经炎是一种原因不明的神经系统疾病,一般为慢性或亚急性发病,临床表现为一侧或双侧大腿前外侧皮肤有蚁行感、麻木或疼痛,站立、步行过久则加重。查体示局部皮肤感觉减退或过敏,无肌萎缩或运动障碍。

中医学认为,本病多因长期步行、登山、活动过度后复感风寒湿之邪侵袭,致肢体疲劳、气血运行不畅所致。

治则　祛风除湿。

方法　采用直接刮法。

介质　刮拭用油可选用正红花油或刮痧活血剂。

部位及选穴

病变局部。

操作手法

(1)施术者持握刮板与受术者皮肤成45°,沿大腿外侧及前侧病变局部按由上至下的顺序刮拭。

(2)力度以受术者感觉舒适为度,对选好的刮痧部位反复刮拭,直至刮拭出痧痕为止。

疗程　8次为1个疗程,治疗时间根据疾病缓急、病程长短而决定。

注意事项

股外侧皮神经炎是一种较难治的疾病,采用刮痧治疗本病效果较明显,一般受术者治疗1个疗程即可好转。

荨麻疹

荨麻疹是指由食物(如鱼、虾等)、药物等刺激所引起的一种较为常见的皮肤黏膜过敏性疾病。皮肤黏膜小血管扩张,血浆渗出形成局部水肿。临床主要表现为皮肤骤然出现成块、成片的风团,瘙痒异常,搔之疹块凸起,以肱骨内侧较多。风团持续数分钟至数小时可自行消退,不留痕迹。如发生于咽喉可见呼吸困难,发生于胃肠兼有恶心、呕吐、腹痛、腹泻等症状。慢性者可反复发作,日久不愈,常先有皮肤瘙痒,随即出现红色或白色风团,大小形状不一,部位不定。根据临床诊断要点分为寻常荨麻疹、人工荨麻疹(皮肤划痕症)、寒冷性荨麻疹和日光性荨麻疹等。

中医学认为,本病多因内有蕴热伏湿蕴结,或血虚复感风寒湿热外邪侵袭,客于肌肤所致。

治则 祛风止痒。

方法 采用直接刮法。

介质 刮拭用油可选用正红花油或刮痧活血剂。

部位及选穴

背部 大椎、风府、膈俞。

上肢部 合谷、曲池。

下肢部 血海、足三里、三阴交。

操作手法

(1)施术者持握刮板与受术者皮肤成45°,按由上至下或由内至外的顺序刮拭其背部、上肢部及下肢部。

(2)力度以受术者感觉舒适为度,对选好的刮痧部位反复刮拭,直至刮拭出痧痕为止。

辨 湿热者,大椎、曲池、膈俞用泻法;血虚者,血海、足三里、三阴交用补法。

疗程 10 次为 1 个疗程,治疗时间根据疾病缓急、病程长短而决定。

注意事项

(1)急、慢性荨麻疹均适宜进行刮痧治疗;经激素和抗过敏药物治疗无效者,刮痧也可获效。

(2)急性者一般经 1～2 次治疗症状可好转,慢性者多需 10 次左右治疗症状可得到缓解。

(3)患者应多食新鲜蔬菜,饮食宜清淡,忌食辛辣刺激之物。

神经性皮炎

神经性皮炎是一种慢性瘙痒性皮肤神经症,好发于头、眼睑、颈、背、肩、前臂外侧、腰和阴部,常为对称性分布,多见于成年人。其发生可能与神经功能紊乱、精神紧张、个体素质有关,常因劳累过度、衣领摩擦、饮酒及进食辛辣等刺激性食物,以及搔抓难以承受的瘙痒而诱发,致使病情加重。临床主要表现为局部阵发性皮肤瘙痒,皮肤增厚,皮沟加深,呈多角性丘疹或苔藓样变,遇情绪波动时瘙痒加重,迁延难愈。

中医学认为,本病多因湿热毒蕴于肌肤,阻滞经络,日久生风化燥,肌肤失养所致。

治则 祛风止痒。

方法 采用直接刮法。

介质 刮拭用油可选用正红花油或刮痧活血剂。

部位及选穴

项背部 风池、天柱、肺俞。

上肢部　曲池。

下肢部　足三里、血海、委中。

操作手法

（1）施术者持握刮板与受术者皮肤成45°，按由上至下或由内至外的顺序刮拭其项背部及上、下肢部。

（2）力度以受术者感觉舒适为度，对选好的刮痧部位反复刮拭，直至刮拭出痧痕为止。

辨　因湿热者，曲池、委中用泻法；因风燥者，血海用补法。

疗程　10次为1个疗程，治疗时间根据疾病缓急、病程长短而决定。

注意事项

（1）精神因素及疲劳对本病的影响很大，常使症状加重，因此患者平时应保持心情舒畅，注意休息。

（2）皮肤损伤处应尽量避免日晒、搔抓、摩擦以及肥皂等酸碱物的刺激，忌烟、酒及进食辛辣刺激性食物。

（3）本病常反复发作，迁延难愈，因此需要长期坚持治疗，以巩固疗效。

带状疱疹

带状疱疹是由病毒引起的急性炎症性皮肤病，多发于肋间、胸背、面部和腰部。本病是由于病原体水痘-带状疱疹病毒长期潜伏于机体内，在机体抵抗力低下时诱发，多在春秋季发病。临床主要表现为初起患部有束带状痛，局部皮肤潮红，伴有轻度发热、乏力、食欲不振等全身症状；皮疹呈簇集状水疱，如绿豆或黄豆样大小，中间夹以血疱或脓疱，排列如带状，多为单侧发病。

中医学多根据发病部位命名本病。发于腰部的，称缠腰火丹或蛇串疮;发于头面或其他部位的,称蛇丹。本病多因肝胆风热或湿热内蕴,客于肌肤所致。一般干者色红,多属肝胆风热;湿者色黄,多属肝脾湿热。

治则 清热解毒。

方法 采用直接刮法。

介质 刮拭用油可选用正红花油或刮痧活血剂。

部位及选穴

病变周围皮肤。

上肢部 曲池、外关、合谷。

下肢部 血海、三阴交、足三里、阳陵泉。

操作手法

(1)施术者持握刮板与受术者皮肤成45°,按由上至下或由内至外的顺序刮拭其病变周围及四肢部。

(2)力度以受术者感觉舒适为度,对选好的刮痧部位反复刮拭,直至刮拭出痧痕为止。

辨 刮拭时应避开皮肤损伤部位。肝胆风热者,外关、合谷、阳陵泉用泻法;肝脾湿热者,曲池、外关、三阴交用泻法。

疗程 3次为1个疗程,治疗时间根据疾病缓急、病程长短而决定。

注意事项

采用刮痧疗法治疗本病,病灶的两端也要刮拭,这样可以防止皮疹蔓延,有利于控制病情的发展。

银屑病

银屑病俗称"牛皮癣",是在皮疹上反复出现多层银白色干燥的鳞屑,搔之脱屑的一种慢性复发性皮肤病。本病好发于颈项部、肘窝、腘窝、上眼睑、会阴及大腿内侧,无论男女老幼皆可发病。局部皮肤(皮损区)始如扁平丘疹,干燥而结实,皮色正常或呈灰褐色,久之丘疹融合成片,逐渐增大、增厚,状如牛皮,厚而且坚,附有多层银白色鳞屑,有阵发性奇痒,搔之不知痛楚;或皮肤损伤潮红、糜烂。情绪波动时,瘙痒加剧。

中医学认为,本病多因风、湿、热邪蕴阻肌肤,或营血不足、血虚生风生燥,皮肤失养而成。本病一般分为风湿化热型和血虚风燥型。

治则 活血祛风。

方法 采用直接刮法。

介质 刮拭用油可选用正红花油或刮痧活血剂。

部位及选穴

背部 肺俞、膈俞、肾俞。

上肢部 曲池、外关、神门。

下肢部 足三里、血海、阴陵泉、三阴交。

操作手法

(1)施术者持握刮板与受术者皮肤成45°,按由上至下或由内至外的顺序刮拭其背部及四肢部。

(2)力度以受术者感觉舒适为度,对选好的刮痧部位反复刮拭,直至刮拭出痧痕为止。

辨 风湿化热型者,曲池、三阴交用泻法;血虚风燥者,膈俞、血海、三阴交用补法。

疗程 10次为1个疗程,治疗时间根据疾病缓急、病程长短而决定。

注意事项

患者日常饮食应忌辛辣、鱼腥、酒等发物。

玫瑰糠疹

玫瑰糠疹是一种轻度的、浅在性的急性红斑鳞屑性皮肤炎症,病因尚未完全明了,有人认为是由病毒感染导致,也有人认为是由神经功能障碍所致。患者大多为青壮年,春、秋两季发病较多,多发于躯干以及四肢近心端,呈对称性分布。病变开始为淡红色色斑,数日后直径扩大至 3~4 厘米,中心炎症消退,呈淡褐色,即原发斑或母斑。此后短期内发生大小不等的同样皮疹,圆形或椭圆形,直径 1 厘米左右,皮疹的长度和皮肤纹理一致,痒感程度轻重不等。病程有自限性,一般 4~6 周即可自愈,愈后皮肤不留痕迹,一般不再复发。

中医学认为,本病多由风热之邪外袭肌肤,血虚生风生燥,皮肤失养而成。

治则　祛风除湿。

方法　采用直接刮法。

介质　刮拭用油可选用正红花油或刮痧活血剂。

部位及选穴

项背部　风池、大椎、肺俞。

上肢部　合谷、曲池。

下肢部　血海。

操作手法

(1)施术者持握刮板与受术者皮肤成45°,按由上至下或由内至外的顺序刮拭其背部及上、下肢。

(2)力度以受术者感觉舒适为度,对选好的刮痧部位反复刮拭,直至刮拭出痧痕为止。

辨 曲池用泻法;血海用补法。

疗程 4次为1个疗程,治疗时间根据疾病缓急、病程长短而决定。

注意事项

(1)操作轻快、准确,出血量不可过多或过少。

(2)治疗期间,患者应忌食辛辣、油腻或鱼腥之物。

白癜风

白癜风是一种后天性的局限性皮肤色素脱失病,病损为大小不等的局限性脱色斑,边缘清晰,周边与正常皮肤交界处的皮色较深,数目单发或多发,可以相互融合汇成大片,患处毛发可以变白,无任何自感症状,日晒后损伤局部有灼痒感。本病可发生于任何年龄段,但以青年多见,经过缓慢,可以长期无变化,也可以呈间断性发展。全身各部位均可发生,也可散在或局限于一处,亦可以单侧发生,有时还可呈阶段性或带状分布。可以并发其他多种疾病,如甲状腺疾病、贫血、糖尿病、异位性皮炎以及斑秃等。

中医学认为,本病多因营血不足、血虚生风生燥、皮肤失养而成。

治则 养血祛风。

方法 采用直接刮法。

介质 刮拭用油可选用正红花油或刮痧活血剂。

部位及选穴

项背部 风池、肺俞。

腹部 中脘。

四肢部 曲池、血海、三阴交。

病变局部。

操作手法

(1)施术者持握刮板与受术者皮肤成45°,按由上至下或由内至外的顺序刮拭其背部、腹部及四肢部。

(2)力度以受术者感觉舒适为度,对选好的刮痧部位反复刮拭,直至刮拭出痧痕为止。

(3)以补法为主,病变局部用轻柔手法,不要求出痧。

疗程　10次为1个疗程,治疗时间根据疾病缓急、病程长短而决定。

注意事项

通过治疗观察,病程短者缓解率高,局限性和散发性受术者疗效较好。

黄褐斑

面部黄褐斑是皮肤科常见病之一,是全身疾病的局部表现。其病因与妊娠、月经不调、痛经、重症失眠、慢性肝胆病及日晒有一定关系。本病多见于中青年女性,儿童和男性青年亦有之。西医认为,本病是由自主神经功能紊乱,内分泌失调造成的色素障碍性皮肤病。临床表现为于颜面凸起部位出现形状、大小不一的黄褐色斑,颜色深浅不一,多呈对称性,无自觉症状。邻近者倾向融合,尤以两额、鼻、唇及颏等处多见。

中医学认为,本病多因肝气郁结、气血不畅致血瘀颜面所致,多见情志不畅,舌暗脉弦;或脾胃虚弱、气血不足不能润泽者,多见体弱倦怠,舌淡脉弱;或肾气不足、肾水不能上承颜面者,多见腰膝酸软,舌淡脉沉。

治则　疏肝养血。

方法　采用直接刮法。

介质　刮拭用油可选用正红花油或刮痧活血剂。

部位及选穴

背部　肝俞、脾俞、肾俞。

腹部　中脘。

下肢部　足三里、三阴交、太冲、太溪。

操作手法

(1)施术者持握刮板与受术者皮肤成45°,按由上至下或由内至外的顺序刮拭其背部、腹部及下肢部。

(2)力度以受术者感觉舒适为度,对选好的刮痧部位反复刮拭,直至刮拭出痧痕为止。

辨　肝气郁结者,重点刮拭肝俞,并加刮太冲;脾胃虚弱者,重点刮拭脾俞、足三里;肾气不足者,重点刮拭肾俞、太溪。

疗程　10次为1个疗程,治疗时间根据疾病缓急、病程长短而决定。

注意事项

(1)患者应注意日常护理,即调理饮食,多补充维生素 E、维生素 C。

(2)患者忌辛辣,避免日光暴晒,忌滥用化妆品以及外搽刺激性物品等。

五官科病症

急性结膜炎

急性结膜炎俗称"红眼病",是由细菌或病毒感染引起的急性传染性眼病。常见的致病菌有肺炎双球菌、葡萄球菌及结膜杆菌等,可通过各种接触途径,如手、手帕、公共用具等传播。临床主要表现为发病急、症状重,眼红、磨痛、畏光、流泪、分泌物多、睁不开眼,急性期伴有发热、流涕、咽痛等全身症状。可一眼发病,也可两眼齐发,多发生在夏、秋两季,儿童较成人为多。临床上急性期失于治疗可转为慢性结膜炎。

中医学认为,本病多因风热邪毒上攻于目,经脉闭阻,气滞血壅;或感受天行时令之疫气所致。如伴头痛、发热、脉浮数等为风热;如伴口苦、烦热、便秘、脉弦等为肝胆火盛。

治则 疏风清热。

方法 采用直接刮法。

介质 刮拭用油可选用正红花油或刮痧活血剂。

部位及选穴

头部 攒竹、睛明、四白、丝竹空、瞳子髎、太阳。

上肢部 曲池、外关、合谷。

操作手法

(1)施术者持握刮板与受术者皮肤成45°,按由上至下或由内至外的顺序刮拭其头部及上肢部。

(2)力度以受术者感觉舒适为度,对选好的刮痧部位反复刮拭,直至刮拭出痧痕为止。

辨 风热者,重刮曲池、合谷;肝胆火盛者,重刮外关。

疗程 1次即可见效,3次为1个疗程。治疗时间根据疾病缓急、病程长短而决定。

注意事项

(1)采用刮痧疗法治疗本病疗效显著,尤其对于缓解畏光、流泪、异物感、眼痛等症状效果较好。

(2)本病具有传染性、流行性,患者用过的器具要严格消毒,防止交叉感染。

(3)患者饮食宜清淡,忌辛辣、发物等,多饮水,注意休息。

慢性结膜炎

急性结膜炎失于治疗可转为慢性结膜炎,临床表现为球结膜充血明显,分泌物增多,结膜肥厚,表面呈丝绒状,常有发痒、灼热、异物感,患者常有急性结膜炎病史。

治则 祛风疏肝。

方法 采用直接刮法。

介质 刮拭用油可选用正红花油或刮痧活血剂。

部位及选穴

头部 睛明、太阳、风池。

背部 肺俞、肝俞、肾俞。

操作手法

(1)操作者持握刮板与受术者皮肤成45°,按由上至下或由内至外的顺序刮拭其头部、背部。

(2)力度以受术者感觉舒适为度,对选好的刮痧部位反复刮拭,直至刮拭出痧痕为止,面部不要求出痧。

疗程 8次为1个疗程,治疗时间根据疾病缓急、病程长短而决定。

溢泪症

溢泪症是指由于睑缘位置异常、泪道系统阻塞或排泄功能不全引起的不自主眼泪流出的眼病。临床主要表现为不自主流泪,迎风尤甚;眼睛不红不肿,泪水轻稀不黏稠,入冬流泪加重,年老患者较多见;冲洗泪道时,可见泪道通畅或狭窄。

本病归属于中医学"冷眼症""迎风流泪"等的范畴,多因肝肾阴虚,肾气不纳,外受冷风刺激所引起。

治则　疏通泪道。

方法　采用直接刮法。

介质　刮拭用油可选用正红花油或刮痧活血剂。

部位及选穴

面部　攒竹、阳白、丝竹空、承泣、睛明。

背部　肝俞、肾俞。

上肢部　合谷。

操作手法

(1)施术者持握刮板与受术者皮肤成45°,按由上至下或由内至外的顺序刮拭其面部、背部及上肢部。

(2)力度以受术者感觉舒适为度,对选好的刮痧部位反复刮拭,直至刮拭出痧痕为止。

疗程　3次为1个疗程,治疗时间根据疾病缓急、病程长短而决定。

注意事项

(1)应用刮痧疗法治疗溢泪症效果较好,尤其对于迎风流泪而泪道通畅者效果显著,一般治疗1~3次即可好转或治愈。

(2)本法对于泪道阻塞所致的流泪症也有一定效果,同时应与眼科治疗结合,综合治疗。

麦粒肿

麦粒肿俗称"针眼",是指眼睑部的皮脂腺受感染而引起的一种急性化脓性炎症。

中医学认为,本病由于脾胃蕴热或心火上炎,复感风热,积热与外风相搏,气血瘀阻,火热结聚,以致眼睑红肿化脓。

治则 清热解毒。

方法 采用直接刮法。

介质 刮拭用油可选用正红花油或刮痧活血剂。

部位及选穴

头面部 睛明、承泣、太阳、瞳子髎、风池。

背部 肺俞、膏肓。

上肢部 合谷、曲池。

操作手法

(1)施术者持握刮板与受术者皮肤成45°,按由上至下或由内至外的顺序刮拭其头面部、背部及上、下肢部。

(2)力度以受术者感觉舒适为度,对选好的刮痧部位反复刮拭,直至刮拭出痧痕为止,面部不要求出痧。

疗程 一般1次即可见效。

注意事项

患者饮食宜清淡,忌辛辣、发物等;多饮水,注意休息。

白内障

白内障是指由多种原因引起的晶状体浑浊,是最常见的老年性眼病,临床上可见自觉视物模糊并且逐渐加重,眼睛容易疲劳,并可出现随眼球运动而移动的黑影,经过散瞳后行裂隙灯检查即可确诊。刮痧疗法对老年白内障早期患者有效。

中医学认为,本病是由老年肝肾亏虚,肝开窍于目,精血不能上荣而致。

治则 明目蜕翳。

方法 采用直接刮法。

介质 刮拭用油可选用正红花油或刮痧活血剂。

部位及选穴

面部 睛明、攒竹、鱼腰。

项背部 风池、肝俞、肾俞。

下肢部 足三里。

操作手法

(1)施术者持握刮板与受术者皮肤成45°,按由上至下或由内至外的顺序刮拭其面部、项背部及下肢部。

(2)力度以受术者感觉舒适为度,对选好的刮痧部位反复刮拭,直至刮拭出痧痕为止,面部不要求出痧。

疗程 10次为1个疗程,治疗时间根据疾病缓急、病程长短而决定。

注意事项

本病为糖尿病的常见并发症,故患者应注意定期检查血糖,若患者患有糖尿病,治疗时应注意严格消毒。

慢性单纯性鼻炎

慢性单纯性鼻炎是一种常见的鼻黏膜慢性炎症。临床主要表现为交替性、间歇性鼻塞,昼轻夜重,夏轻冬重,常伴有头痛、头晕,轻度嗅觉减退、鼻涕增多等症状,鼻涕初期为黏涕,继发感染时为黏脓涕。

中医学认为,本病因外感寒热之邪,伤于皮毛,肺气不利,壅塞鼻窍而致。辨证分为:①肺脾气虚型,除主症外,还可见流清涕、气短喘促、体倦乏力、舌淡苔白、脉弱;②肺热蕴积型,除主症外,还可见涕黄而稠、鼻孔干燥、呼气灼热、舌红苔黄、脉滑数;③气滞血瘀型,除主症外,还可见鼻塞持久且重、嗅觉迟钝、涕黄稠或黏白、舌红或有瘀点、脉弦。

治则　祛风通窍。

方法　采用直接刮法。

介质　刮拭用油可选用正红花油或刮痧活血剂。

部位及选穴

头面部　迎香、印堂、攒竹、上星、通天、百会、风池。

背部　肺俞、膈俞、脾俞。

上肢部　合谷、曲池。

操作手法

(1)施术者持握刮板与受术者皮肤成45°,按由上至下或由内至外的顺序刮拭其头面部、背部及上肢部。

(2)力度以受术者感觉舒适为度,对选好的刮痧部位反复刮拭,直至刮拭出痧疹为止。

辨　鼻塞不通者,迎香相对用重刺激;肺脾气虚者,加刮肺俞、脾俞;肺热蕴积者,加刮曲池;气滞血瘀者,加刮膈俞。

疗程　10次为1个疗程,治疗时间根据疾病缓急、病程长短而决定。

注意事项

(1)患者应坚持治疗,平素加强身体锻炼,提高抵抗力,避免感冒,少吃辛辣厚味的食品。

(2)刮痧治疗该病,产生疗效较为缓慢。对病情重者,仍需配合使用黏膜血管收缩剂以解除鼻塞。

过敏性鼻炎

过敏性鼻炎是人体对某些过敏原敏感性增高而导致的疾病。临床主要表现为鼻黏膜水肿、黏液腺增生、嗜酸细胞浸润,鼻黏膜常见潮湿、水肿,呈灰白色。

中医学认为,本病主要是由于肺气虚,卫气不固,腠理疏松,风寒乘虚而入,犯及鼻窍而致。邪正相搏多因肺虚气弱、寒邪侵袭所致。本病辨证可分为:①肺气虚弱型,伴见恶风,面白,气短声低;②肺脾两虚型,伴倦怠,舌淡有齿痕等;③肺肾两虚型,伴见腰膝酸软,夜尿多,脉沉细。

治则　祛风通窍。

方法　采用直接刮法。

介质　刮拭用油可选用正红花油或刮痧活血剂。

部位及选穴

头面部　上星、百会、口禾髎、迎香。

背部　肺俞、膏肓俞、脾俞、肾俞、身柱、命门。

腹部　中脘、气海。

下肢部　足三里、三阴交、涌泉。

操作手法

(1)施术者持握刮板与受术者皮肤成45°,按由上至下或由内至外的顺序刮拭其头面部、背部、腹部及下肢部。

(2)力度以受术者感觉舒适为度,对选好的刮痧部位反复刮拭,直至刮拭出痧痕为止。

辨　肺气虚弱者,重刮肺俞、膏肓俞;肺脾两虚者,重刮肺俞、膏肓俞、脾俞;肺肾两虚者,重刮肺俞、肾俞、身柱、命门。

疗程　10 次为 1 个疗程,治疗时间根据疾病缓急、病程长短而决定。

注意事项

患者应坚持治疗,平素加强身体锻炼,提高抵抗力,避免感冒。

急性扁桃体炎

急性扁桃体炎多起病突然,患者出现恶寒、发热,甚或寒战,咽喉疼痛,吞咽更痛,并有全身中毒症状,如全身不适、倦乏、头痛、骨痛。咽部检查见扁桃体红肿,表面有脓点或脓液溢出,或颌下淋巴结肿大、疼痛。

中医学认为,本病多由肺胃积热、复感风邪,上蒸咽喉而致。其发病与体质及饮食习惯密切相关,如素体阳盛多火,阴虚体质,嗜好辛辣煎炒者,在气候变化无常的时候尤易发病。

治则　清热解毒。

方法　采用直接刮法。

介质　刮拭用油可选用正红花油或刮痧活血剂。

部位及选穴

颈部　天突。

上肢部　鱼际、曲池、合谷、少泽。

下肢部　内庭。

操作手法

(1)施术者持握刮板与受术者皮肤成45°,按由上至下或由内至外的顺序刮拭其各部位。

(2)力度以受术者感觉舒适为度,对选好的刮痧部位反复刮拭,直至刮拭出痧疹为止。

疗程　3 次为 1 个疗程,治疗时间根据疾病缓急、病程长短而决定。

复发性口腔溃疡

复发性口腔溃疡即"口腔炎",是指口腔黏膜反复发作的大小不等的圆形或椭圆形溃疡,常伴有局部烧灼样疼痛。本病的发生与消化系统疾病、情绪波动、疲劳、睡眠不足、内分泌紊乱等有关。临床可见唇、颊、齿龈、舌面等处黏膜出现黄豆或豌豆大小、圆形或椭圆形的黄白色溃疡点,中央凹陷,周边潮红,一般 2~3 个,大小不等。溃疡好发于唇内侧、舌尖、舌缘、舌腹、颊部等部位。本病具有周期性反复发作的特点,其发病率女性略高于男性。

中医学认为,本病多因脾胃积热,胃火熏蒸于口,或肾水不足,虚火上炎所致。一般分虚证和实证两类,兼有发热、口渴、口臭者为急性实证;而慢性虚证则见此起彼伏,缠绵不愈,口不渴饮,不发热。实证多因过食辛辣厚味或嗜饮醇酒,以致心脾积热,复感风、火、燥邪,热郁化火,循经上行,客于口腔而发;或因口腔不洁或损伤,毒邪趁机侵袭,使口腔黏膜腐败而致病。虚证多因素体阴虚,加上病后或劳累过度,亏耗真阴,伤及心肾,虚火上炎于口腔而发病;或由急性失治转化而成;或因阳虚,津液停滞,寒湿困于口腔而致。

治则　泻火解毒。

方法　采用直接刮法。

介质　刮拭用油可选用正红花油或刮痧活血剂。

部位及选穴

头项部　承浆、颊车、廉泉。

上肢部　合谷、曲池、支正。

下肢部　足三里、内庭、三阴交。

操作手法

(1)施术者持握刮板与受术者皮肤成45°,按由上至下或由内至外的顺序刮拭其头项部及上、下肢部。

(2)力度以受术者感觉舒适为度,对选好的刮痧部位反复刮拭,直至刮拭出痧痕为止。

辨　实证者,重刮内庭;虚证者,重刮三阴交。

疗程　8次为1个疗程,治疗时间根据疾病缓急、病程长短而决定。

注意事项

(1)患者平时要节制饮食,少食辛辣厚味及醇酒肥甘之品。

(2)患者应调节情志使心情舒畅,保证充足睡眠,锻炼身体,增强体质。

慢性咽喉炎

慢性咽喉炎是咽部黏膜、黏膜下及淋巴组织的弥漫性炎症。临床主要以咽喉部憋胀微痛、干燥灼热、咽部分泌物增多、有异物感等为主要症状,或时痛时止,伴吞咽不适,反复发作,经久不愈。

中医学认为,本病主要是由急性咽炎病后余邪未清;或由肺肾阴虚,虚火上炎,灼伤津液,咽失濡养所致。

治则　滋阴利咽。

方法　采用直接刮法。

介质　刮拭用油可选用正红花油或刮痧活血剂。

部位及选穴

颈部　廉泉、天突、扶突。

背部　肺俞、肾俞。

上肢部　太渊、尺泽。

下肢部 三阴交、太溪、照海。

操作手法

（1）施术者持握刮板与受术者皮肤成45°，按由上至下或由内至外的顺序刮拭其各部位。

（2）力度以受术者感觉舒适为度，对选好的刮痧部位反复刮拭，直至刮拭出痧痕为止。

疗程 10次为1个疗程，治疗时间根据疾病缓急、病程长短而决定。

注意事项

患者忌食辛辣厚味之品，忌高声讲话。

牙　痛

牙痛是多种牙齿疾病和牙周疾病的常见症状之一，无论是牙龈、牙周，还是牙质的疾病都可以引起牙痛，如牙齿本身、牙周组织的疾病及牙周脓肿、冠周炎、急性化脓性上颌窦炎等。此外，神经系统疾病，如三叉神经痛常以牙痛为主诉。其主要临床表现为牙齿疼痛、咀嚼困难、遇冷热酸甜疼痛加重。

中医学认为，本病多因风热邪毒留滞脉络，或肾火循经上扰，或肾阴不足，虚火上扰而致。风火、胃火、肝火、虚火、龋齿或过敏均可导致牙痛，亦可由过食甘酸之物、口齿不洁、垢秽蚀齿而致牙痛。风火牙痛，证见牙痛甚而龈肿，兼身热、口渴等。胃火牙痛，证见牙痛甚剧，牙龈红肿，颊腮掀热，兼有口臭、口渴、便秘等。肾虚牙痛，证见牙痛隐隐，时作时止，午后痛甚，牙龈萎缩，甚则牙齿松动，兼腰膝酸软等。牙痛甚、牙龈红肿，多属实火；微痛微肿，多属虚火；遇冷、热、酸、甜等物牙痛，多属龋齿或过敏性牙痛。

治则 祛风止痛。

方法　采用直接刮法。

介质　刮拭用油可选用正红花油或刮痧活血剂。

部位及选穴

头部　下关、颊车。

上肢部　合谷、列缺。

下肢部　内庭、太溪。

操作手法

(1)施术者持握刮板与受术者皮肤成45°,按由上至下或由内至外的顺序刮拭其头部、四肢部。

(2)力度以受术者感觉舒适为度,对选好的刮痧部位反复刮拭,直至刮拭出痧痕为止。

辨　胃火者,加刮内庭;肾虚者,加刮太溪。

疗程　10次为1个疗程,治疗时间根据疾病缓急、病程长短而决定。

注意事项

(1)采用药物治疗牙痛效果不佳,反复用刮痧疗法效果显著,但刮痧对很多类型的牙痛,仅起暂时止痛的作用,根治仍需行口腔科治疗。

(2)患者平素应讲究口腔卫生,早晚刷牙,饭后漱口,睡前不吃甜食,少食辛辣的食物。

美容的方法有多种,渠道也很多,人们重视的面部美容方法,从根本上讲有两种:一种是西式美容,即皮肤纹理美容;一种是中式美容,即穴位美容。刮痧,可将中、西式美容合二为一,在皮肤纹理美容的同时进行穴位刮痧,从而达到美容的效果,这是其他美容方法所不可及的。面部刮痧可以使血管扩张、血流速度加快,局部组织营养增强,促进皮肤组织细胞的生长,清除面部的有害物质,从而保持面部的健康美丽和红润细腻。因此,刮痧疗法可以用于日常皮肤保养,长期使用既能使粗糙的皮肤恢复光滑柔细,又能延缓面部皱纹、老年斑的出现,且可使已经出现的皱纹变浅、变少及防治面部色斑。

治则　洁面除皱,养颜润肤。

方法　采用直接刮法。

介质　刮痧用油可选择面部刮痧油、按摩精华油或调理液。

部位及选穴

前额部　印堂、神庭和两侧的太阳(功用:洁面除皱、通阳活络,可减少额部皱纹,消除色斑、色痣)。

眼部　鱼腰、攒竹、睛明、四白、丝竹空、瞳子髎(功用:明目除皱,可有效预防上睑下垂、下睑浮肿、眼角下垂,消除眼袋,预防并减少鱼尾纹的出现)。

鼻部　鼻通、迎香、口禾髎、素髎。

唇部 人中、地仓、夹承浆、承浆。

耳部 耳门、听宫、听会、翳风。

面颊部 上关、颧髎、下关、颊车。

下肢部 血海、三阴交。

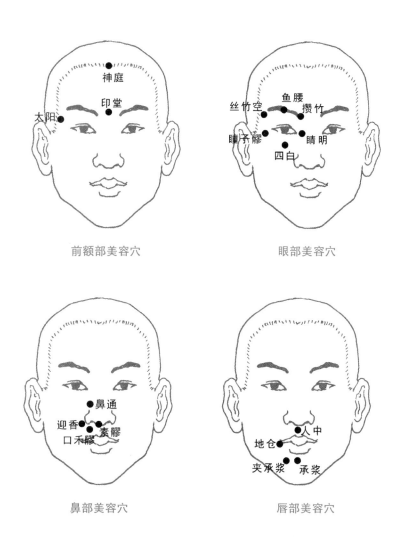

前额部美容穴

眼部美容穴

鼻部美容穴

唇部美容穴

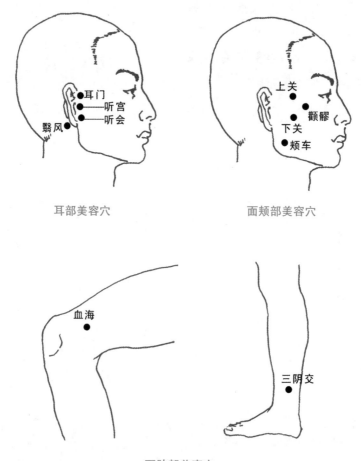

耳部美容穴   面颊部美容穴

下肢部美容穴

操作手法

(1)受术者平卧,将头发包好,温水洁面,然后根据不同目的选用按摩精华油并均匀涂布全脸,用牛角面部刮痧板,由内向外点穴按压,旋转揉摆,动作连贯不间断,面部每穴重复3~5次:①承浆→人迎→下关;②地仓→颧髎→听会;③人中→巨髎→听宫;④迎香→四白→上关;⑤睛明→承泣→球后→太阳→鱼腰→攒竹;⑥印堂→攒竹→阳白→丝竹空→太阳→瞳子髎;⑦神庭→曲差→头维;⑧耳轮廓→翳风→风池。刮完面部穴位后,再刮曲池、血海、三阴交各 50 下。刮痧一次需 10 ~ 15 分钟（时间长一点更好）。

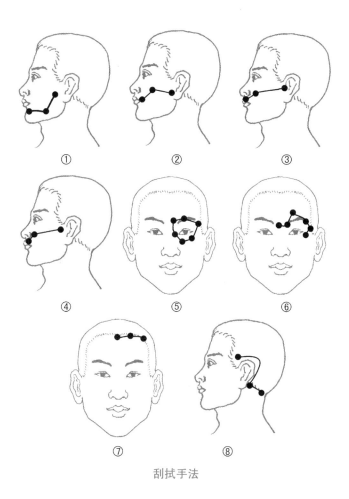

刮拭手法

　　（2）面部刮痧保健美肤不强求出痧，刮拭至面热耳热，稍有红线即可。
轻弱力度适合于干性、敏感性皮肤；中等力度适合油性及中性皮肤。

　　疗程　每周 2 次，8 次为 1 个疗程。坚持刮拭，美颜效果很好，既经济，
又快捷。

注意事项

换肤掉疤不足 2 个月者忌刮；不能干刮，需用刮痧油配合，不能用过尖及锋利的工具；面部刮痧后 4 小时内不化妆、不热敷，1 小时内不用冷水洗脸。面部刮痧宜时间短、力量轻而次数多，即一天数次的刮拭方法。

"未病先防"是中医理论中重要的原则之一,当今社会人们越来越重视"绿色保健"。刮痧无痛、无毒副作用,又能够恢复机体的平衡状态,调整经络、脏腑气血,属于"绿色保健"的一种,已经逐渐为人们所接受。保健刮痧一定要定期刮拭,持之以恒,方可达到防病治病、强身健体的目的。

保健刮痧法一般使用刮板厚面的凹陷边缘,皮肤丰厚的部位或头皮部位可以使用刮板薄面的突起边缘。手法的轻重要根据受术者的体质和耐受能力来决定,体虚或耐受能力差者,采用补刮手法,其余用平补平泻手法。

保健刮痧一般不涂润滑剂,直接在皮肤上或隔衣刮拭,刮至局部皮肤发热或潮红即可,不必出痧。在刮拭过程中,如果发现某条经脉或局部疼痛,说明此经脉气血有不同程度的阻滞,为经络不通的现象,可以在相应的部位涂刮痧润滑剂进行重点刮拭。

一、头部保健刮痧

中医学认为,"头为诸阳之会",人体的六条阳经均汇于头,头部刮痧能够促进头部的血液循环,使面部皮肤更有弹性,有效减少皱纹,保持头脑清醒,耳聪目明,还有利于增强记忆力。

治则　醒脑健脑,延年驻颜。

方法　采用直接刮法。

介质　一般不用介质。

部位及选穴

选取头部正中以及左、右两侧共 3 条线:鼻正中由前发际到后发际为正中线(督脉分布处);当瞳仁处由前发际到后发际分别为左、右两侧线(太阳、少阳经分布处),主要刮拭头之巅顶(即百会处)和脑后枕骨之完骨,从头顶到后脑一气顺刮下来。

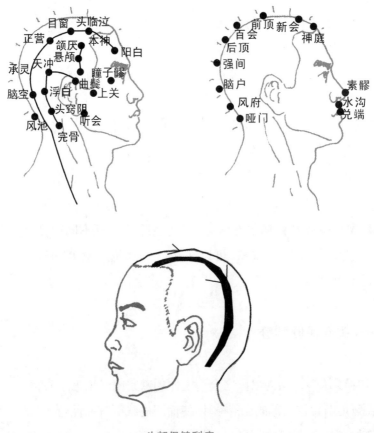

头部保健刮痧

操作手法

受术者取坐位,在刮拭的时候,可以先点按太阳穴,再使用平补平泻法刮拭上述三条线(按先正中后两边的顺序分别进行刮拭)。另外,可于刮拭结束之后,使用刮板的边角敲扣后脑的枕骨和完骨10~20次,击打时用力要轻,不可过重,以防发生损伤,动作要快,富有节奏。

疗程 每周1~2次,坚持时间越长,效果越好。

注意事项

刮拭时尽量不要逆着发根方向,以减少疼痛。

二、面部保健刮痧

面部为五官所在,可分额头部、眼部、鼻部、面颊部、耳部进行刮痧保健,经常刮拭可以减少额部皱纹,消除色斑,有效预防上眼睑下垂、下眼睑水肿、痤疮、酒糟鼻,并具有洁面除皱、疏风通络的功用。

治则 清利头目,美容养颜。

方法 采用直接刮法。

介质 刮痧用油可选用刮痧活血剂或按摩精华油。

部位及选穴

额头部 印堂、神庭和两侧的太阳。

眼部 鱼腰、攒竹、睛明、四白、丝竹空、瞳子髎。

鼻部 鼻通、迎香、口禾髎、素髎。

唇部 人中、地仓、夹承浆、承浆。

耳部 耳门、听宫、听会、翳风。

面颊部 上关、颧髎、下关、颊车。

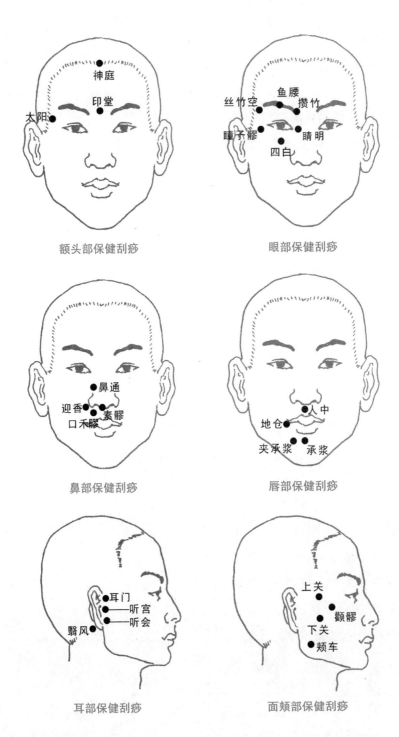

额头部保健刮痧

眼部保健刮痧

鼻部保健刮痧

唇部保健刮痧

耳部保健刮痧

面颊部保健刮痧

操作手法

受术者取平卧位,用牛角面部刮痧板,由内往外点穴按压,每穴重复
3~5 次,以中等力度刮拭至面热耳热,稍有红线即可:①承浆→人迎→下
关;②地仓→颧髎→听会;③人中→巨髎→听宫;④迎香→四白→上关;
⑤睛明→承泣→球后→太阳→鱼腰→攒竹;⑥印堂→攒竹→阳白→丝竹
空→太阳→瞳子髎;⑦神庭→曲差→头维;⑧耳轮廓→翳风→风池。

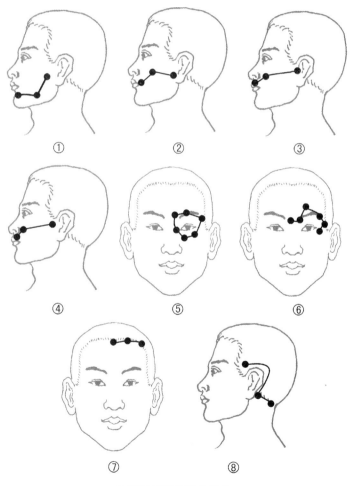

面部保健刮痧操作手法

疗程　每周2次,可分部位轮流操作。

注意事项

不能干刮,需用少量刮痧油配合,面部刮痧后4小时内不化妆、不热敷,1小时内不用冷水洗脸;面部保健刮痧不强求出痧,宜采用时间短、中等力度的方法刮拭至面热耳热,稍有红线即可。

三、肩背部保健刮痧

颈项脊背为手、足阳经循行经过之处,特别是足太阳膀胱经分布及督脉贯脊之处。五脏六腑之背俞穴都在背部,此处还有大椎、膏肓、神堂、魄户、魂门等穴,这些经穴是治疗疾病、预防保健的重要穴位,经常刮拭可以清除机体代谢产物,起到调节经络、脏腑功能,使之保持阴平阳密的平衡状态,达到强身健体、缓解疲劳的目的。小儿经常刮拭可以补充小儿形娇体弱的不足,有利于抗御外邪侵袭,改善营养状况,促进生长发育。

治则　强身健体,消疲怡神。

方法　采用直接刮法。

介质　一般不用,也可选用石蜡油或清水。

部位及选穴　督脉、膀胱经穴及夹脊穴。

操作手法

(1)受术者取坐位或俯卧位,先由乳突到肩峰,然后由肩胛冈到肩胛下角、腋窝;脊背部选取大椎至腰俞,脊柱两侧为膀胱经。

(2)力度以受术者感觉舒适为度,对选好的刮痧部位反复刮拭,直至刮拭出痧痕为止。

疗程　每周1~2次,坚持定期刮拭。

注意事项

避开皮肤损伤及新近疤痕位置。

四、胸腹部保健刮痧

胸　部

膻中为人体之气会,宗气汇聚于胸中,经常刮拭可以防治因肺气不利所导致的胸闷、胸痛、咳喘、气急等症。现代医学表明,经常刮拭胸部穴位可以加强新陈代谢,促进代谢产物的排出,对于女性来说,还可丰胸健乳,消除赘肉,达到保持形体健美、预防乳腺疾病的目的。

治则　宽胸利膈,调理肺气。

方法　采用直接刮法。

介质　一般不用,也可选用石蜡油或清水。

操作手法

(1)受术者取仰卧位,刮拭时,以刮板的平滑边缘部沿着锁骨下、肋骨间隙由内至外、自上至下刮拭,动作轻柔缓和,重点在中府、云门处,各10~20次;再由胸骨剑突正中线,顺着肋骨间隙轻缓刮摩,一直转绕道腋下。由膻中分推刮向两侧乳中,沿着肋间自内向外进行平行刮摩,循序而下。女性可以同时刮拭乳房周围。

(2)力度以受术者感觉舒适为度,对选好的刮痧部位反复刮拭,直至刮拭局部变红或轻微出痧为止。

疗程　每周1次,坚持定期刮拭。

注意事项

胸部肋骨多,肌肉少,刮拭的时候手法一定要轻缓,切不可用力过猛。

腹　部

　　腹部为消化系统及泌尿生殖系统的主要所在,经常刮拭不仅可以促进胃肠蠕动,维持消化系统功能正常,还可以起到减肥瘦身的作用,预防和调理阳痿、小便不利和月经失调等病症。

　　治则　消积导滞,调理气血。

　　方法　采用直接刮法。

　　介质　一般不用,也可选用石蜡油或清水。

部位及选穴

　　腹正中线、腹正中线旁开 2 横指以及腹正中线旁开 4 横指,重点刮天枢、关元、气海。

操作手法

　　(1)受术者取仰卧位,施术者分别沿着受术者腹正中线、腹正中线旁开 2 横指以及腹正中线旁开 4 横指,自上向下进行刮拭,动作要轻柔缓和,重点在天枢、关元、气海处刮拭各 10 ~ 20 次。

　　(2)力度以受术者感觉舒适为度,对选好的刮痧部位反复刮拭,以局部发红、发热为度。

　　疗程　每周 1 次,坚持定期刮拭。

注意事项

　　饥饿时或饱食后半小时内不宜刮;刮拭前应排空小便。

五、四肢部保健刮痧

　　经络的循行路线中,四肢部占有非常重要的位置,五输穴、原络穴、郄穴及下合穴均位于四肢。经常刮摩上肢部,可以疏通手指、手背、腕关节、前臂、肘关节、上臂及肩关节等处的经脉,调和气血,从而预防手指、手臂、上肢麻木、疼痛、挛缩或软弱无力,以及肌肉功能障碍、上肢瘫痪等病症。经常刮摩下肢部,可以疏通下肢各经脉脉气,调和阴阳气血,防治下肢各关节部位的麻木、疼痛以及下肢瘫痪等病症。

治则　舒筋通络,调和气血。

方法　采用直接刮法。

介质　一般不用。

部位及选穴

上肢外侧手三阳经、上肢内侧手三阴经、下肢外侧足三阳经及下肢内侧足三阴经。

操作手法

刮拭上肢部可以取坐位或仰卧位,刮拭下肢部时按照阴经和阳经的不同取仰卧位或俯卧位。

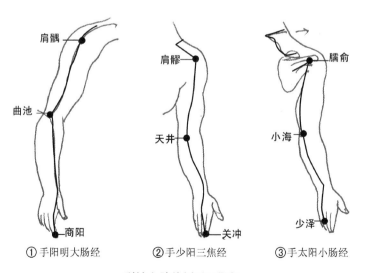

①手阳明大肠经　　②手少阳三焦经　　③手太阳小肠经

刮拭上肢外侧手三阳经

（1）上肢外侧手三阳经：①手阳明大肠经，沿上肢外侧前缘商阳至曲池，再由曲池到肩髃；②手少阳三焦经，沿上肢外侧关冲至天井，再由天井向上到肩髎；③手太阳小肠经，沿上肢外侧后缘少泽至小海，再由小海向上到达臑俞。刮拭时均由手指端开始，自外侧前缘至后缘逐渐由下向上刮摩，手力可重，每条线刮拭3~5分钟，次数10~20次。

（2）上肢内侧手三阴经：①手太阴肺经，沿上肢内侧前缘由中府至尺泽，再由尺泽至少商；②手厥阴心包经，沿上肢内侧中间由天泉至曲泽，再由曲泽向下到中冲；③手少阴心经，沿上肢内侧后缘由极泉至少海，再由少海至少冲。刮拭时均由腋窝开始，自内侧前缘至后缘逐渐由上向下轻柔刮摩，每条线刮拭3~5分钟，次数10~20次。

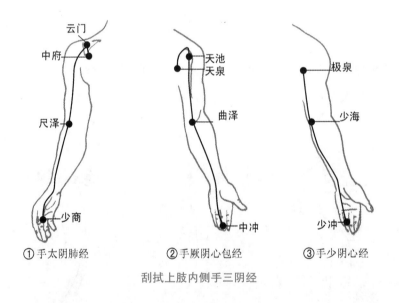

| ①手太阴肺经 | ②手厥阴心包经 | ③手少阴心经 |

刮拭上肢内侧手三阴经

（3）下肢外侧足三阳经：①足阳明胃经，沿下肢外侧前缘由髀关至犊鼻，再由犊鼻到厉兑；②足少阳胆经，沿下肢外侧中间环跳至阳陵泉，再由阳陵泉向下到足窍阴；③足太阳膀胱经，沿下肢外侧后缘承扶至委中，再由委中向下到达至阴。刮拭时均由髋关节部位开始，自外侧前缘至后缘逐渐由上向下刮摩,手力可重,每条线刮拭 3~5 分钟,次数 10~20 次。

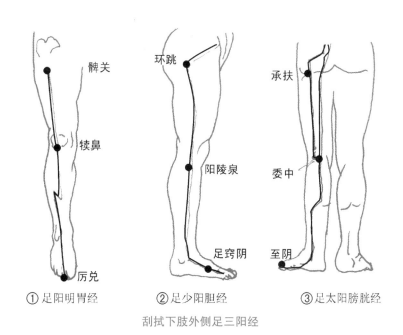

| ①足阳明胃经 | ②足少阳胆经 | ③足太阳膀胱经 |

刮拭下肢外侧足三阳经

(4)下肢内侧足三阴经:①足太阴脾经,由隐白开始沿下肢内侧前缘至阴陵泉,再向上到达冲门;②足厥阴肝经,由大敦开始沿下肢内侧中间至曲泉,再由曲泉向上至急脉;③足少阴肾经,由涌泉开始,沿内踝与跟腱之间、小腿内侧后缘至腘窝内侧端的阴谷,再由大腿的内侧后缘至腹股沟内侧端的横骨止。刮拭的时候,这三条线均由足部开始,自内侧前缘至后缘逐渐由下向上轻柔刮摩,每条线刮拭 3~5 分钟,次数 10~20 次。

疗程 每周 1 次,坚持定期刮拭。

注意事项

与上、下阳面的皮肤相比,上、下肢阴面的皮肤比较薄嫩。因此,刮拭的手法要轻,而且次数不能过多,时间不可过长。

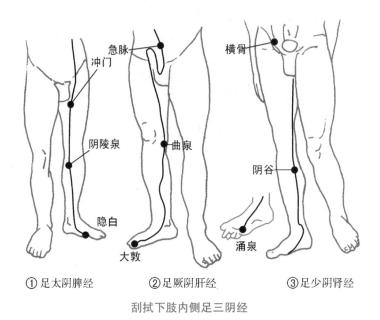

① 足太阴脾经　　②足厥阴肝经　　③足少阴肾经

刮拭下肢内侧足三阴经

六、睡前足底保健刮痧

　　足部反射区保健是一种简便易行、疗效显著、无副作用的防病治病的自我保健方法,尤其对中老年人的自我保健更具显著作用,具体的足部全息理论十分复杂,在本书中不加详细论述。

　　睡前刮拭足底可以促进血液循环,调节脏腑器官的功能,增强机体免疫力,还能使停留于足底的尿酸结晶和有害物质全面移动,通过血液循环导入排泄系统,排出体外。根据全息理论,通过刮拭足底,不仅可对五脏六腑起调整作用,同时还可以使小腿、膝关节以至大腿受到振动,得以运动,从而达到松弛肌肉、舒筋活络、全身自我保健的目的。

　　治则　消疲怡神,通调全身。

　　方法　采用直接刮法。

　　介质　一般不用。

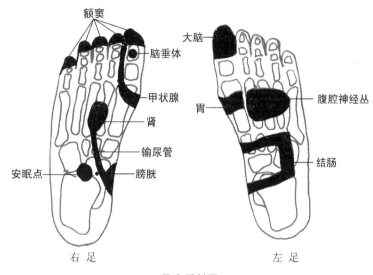

额窦
脑垂体
甲状腺
肾
输尿管
安眠点
膀胱
右 足

大脑
胃
腹腔神经丛
结肠
左 足

足底反射区

部位及选穴

大脑、脑垂体、额窦、甲状腺、肾、输尿管、膀胱、胃、腹腔神经丛、结肠、安眠点。

操作手法

(1)受术者取仰卧位,先刮右足,用刮痧板一角点按肾反射区,然后沿输尿管反射区刮至膀胱反射区;沿大脑、脑垂体及额窦反射区向足尖刮;从趾间沿甲状腺反射区刮至胃反射区,然后向足跟方向刮拭腹腔神经丛反射区;沿结肠方向刮拭结肠反射区,点按失眠点,最后向足跟方向刮拭整个脚掌,每个反射区刮拭 10 次。然后同样刮拭左足。

(2)力度以能够耐受为度,不要求刮拭出痧痕。

疗程 隔日 1 次,坚持定期刮拭。

注意事项

开始刮拭阶段,足部的部分反射区可能疼痛会比较明显,这属于正常现象,之后随着刮拭次数的增多疼痛会逐渐减轻。